Shenghuo Aomi Dafaxian

生活奥秘大发现

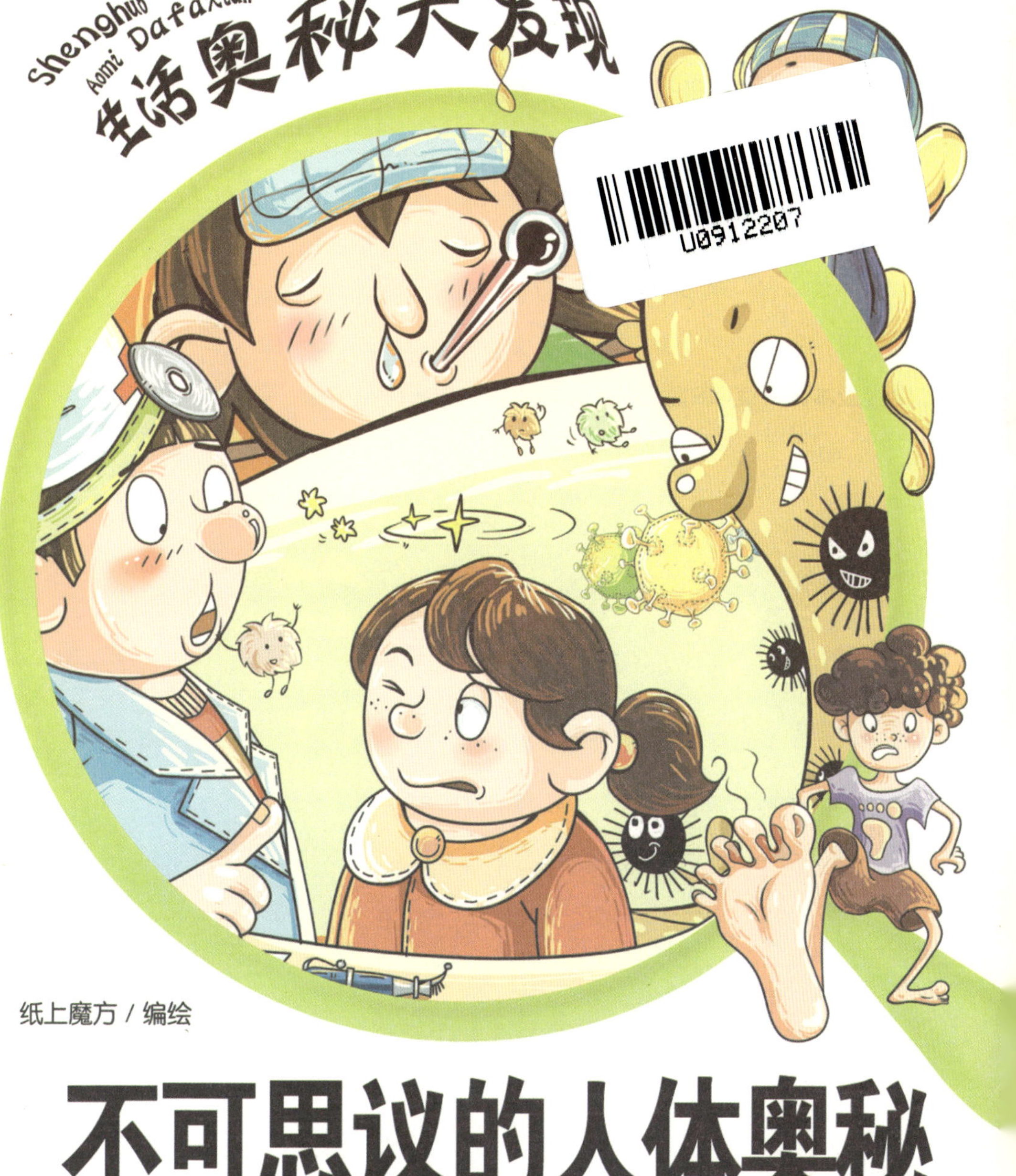

纸上魔方 / 编绘

不可思议的人体奥秘

天津出版传媒集团

天津古籍出版社

图书在版编目（CIP）数据

不可思议的人体奥秘 / 纸上魔方编绘. -- 天津 ：天津古籍出版社，2013.7（2017.8 重印）

（生活奥秘大发现）

ISBN 978-7-5528-0149-1

Ⅰ. ①不… Ⅱ. ①纸… Ⅲ. ①人体－少儿读物

Ⅳ. ①R32-49

中国版本图书馆CIP数据核字(2013)第120501号

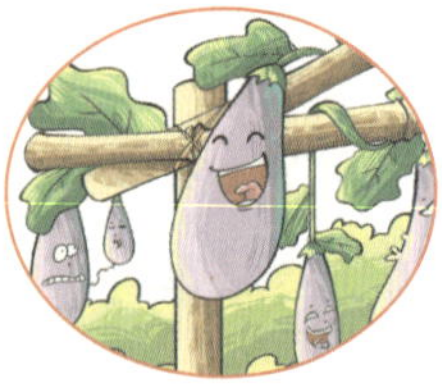
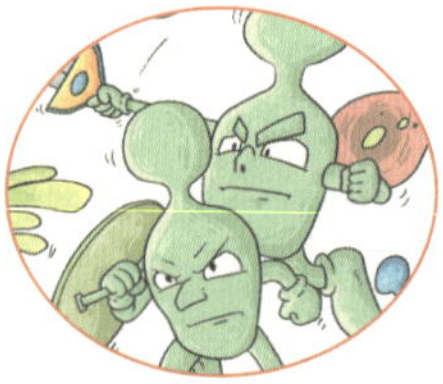
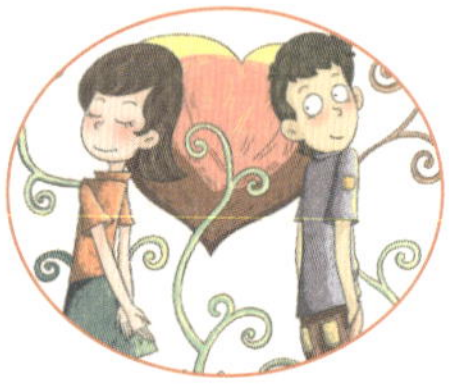
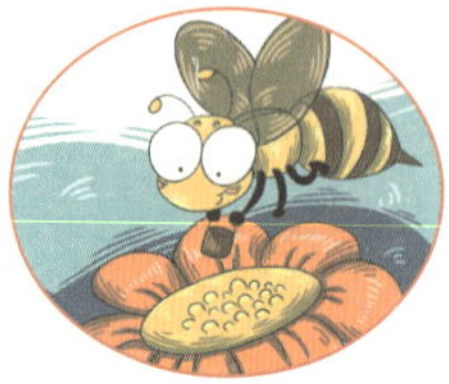

生活奥秘大发现

不可思议的人体奥秘

纸上魔方/编绘

*

天津古籍出版社出版

（天津市西康路35号　邮编300051）

http://www.tjabc.net

三河市华东印刷有限公司

全国新华书店发行

开本710×1020毫米　1/16　印张 8.25

2013年10月第1版　2017年8月第2次印刷

ISBN 978-7-5528-0149-1

定价：19.80元

前言

小藻球是怎样净化污水的呢？含羞草可以预报地震吗？卷柏为什么又叫九死还魂草呢？你见过能预测气温的草吗？什么是臭氧层？为什么水开后会冒蒸汽？混凝土车为什么会边走边转呢？仿真汽车是汽车吗？青春期的女孩很容易长胖的吗？我为什么长大了？多吃甜食有好处吗？为什么不能空腹吃柿子？没有炒熟的四季豆为什么不能吃？发芽的土豆为什么不能吃？……生活中有太多令孩子们好奇而又解释不了的问题。别急，本套丛书内容涵盖了人体、生活、生物、宇宙、气候等各个知识领域，用最浅显通俗的语言、最幽默风趣的插图，让小朋友们在轻松愉悦的氛围中提高阅读兴趣，不断扩充知识面，激发孩子们的想象力。相信本套丛书一定会让孩子及家长爱不释手。

让我们现在就出发，一起到科学的王国探秘吧！

用心发现，原来世界奥秘无穷！

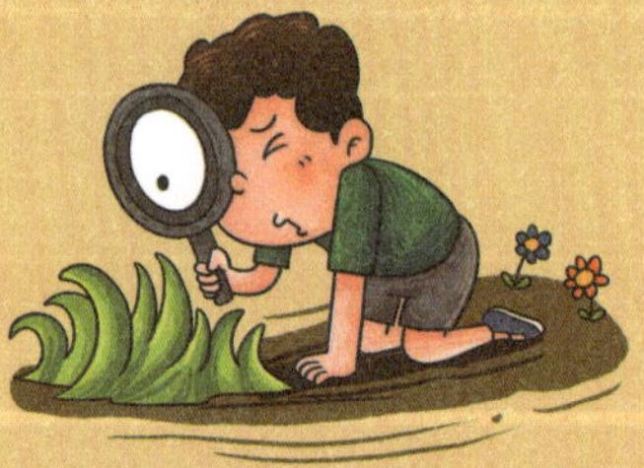

目录

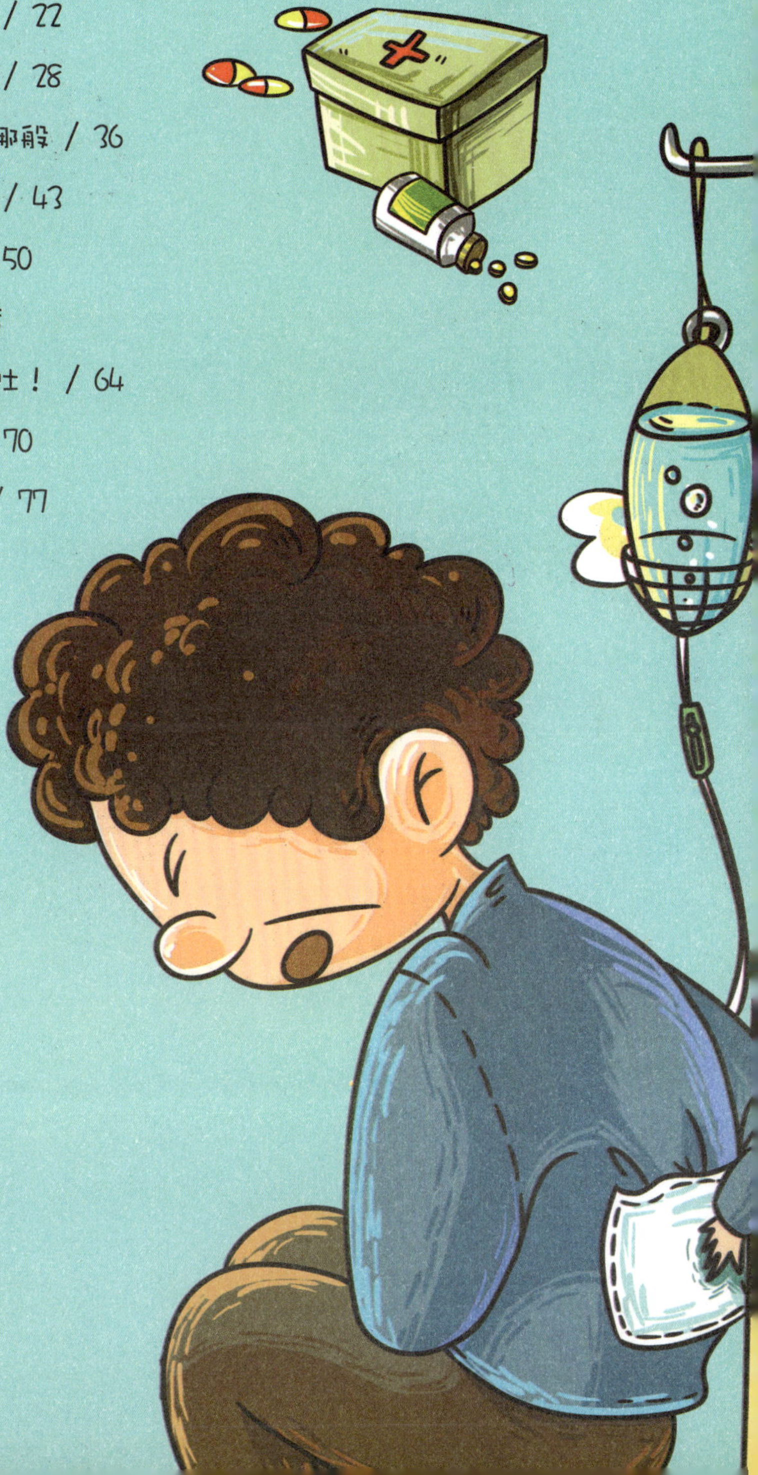

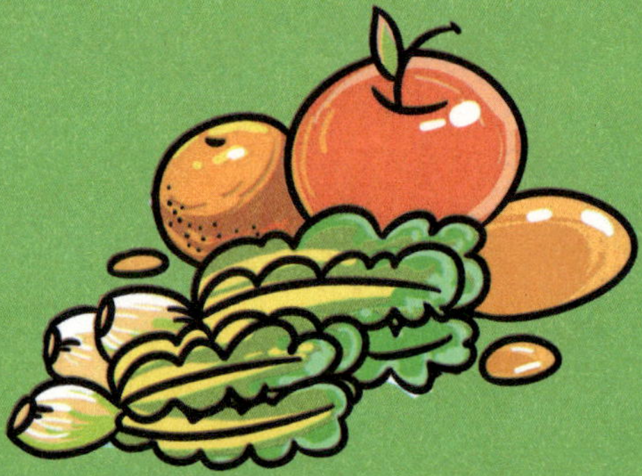

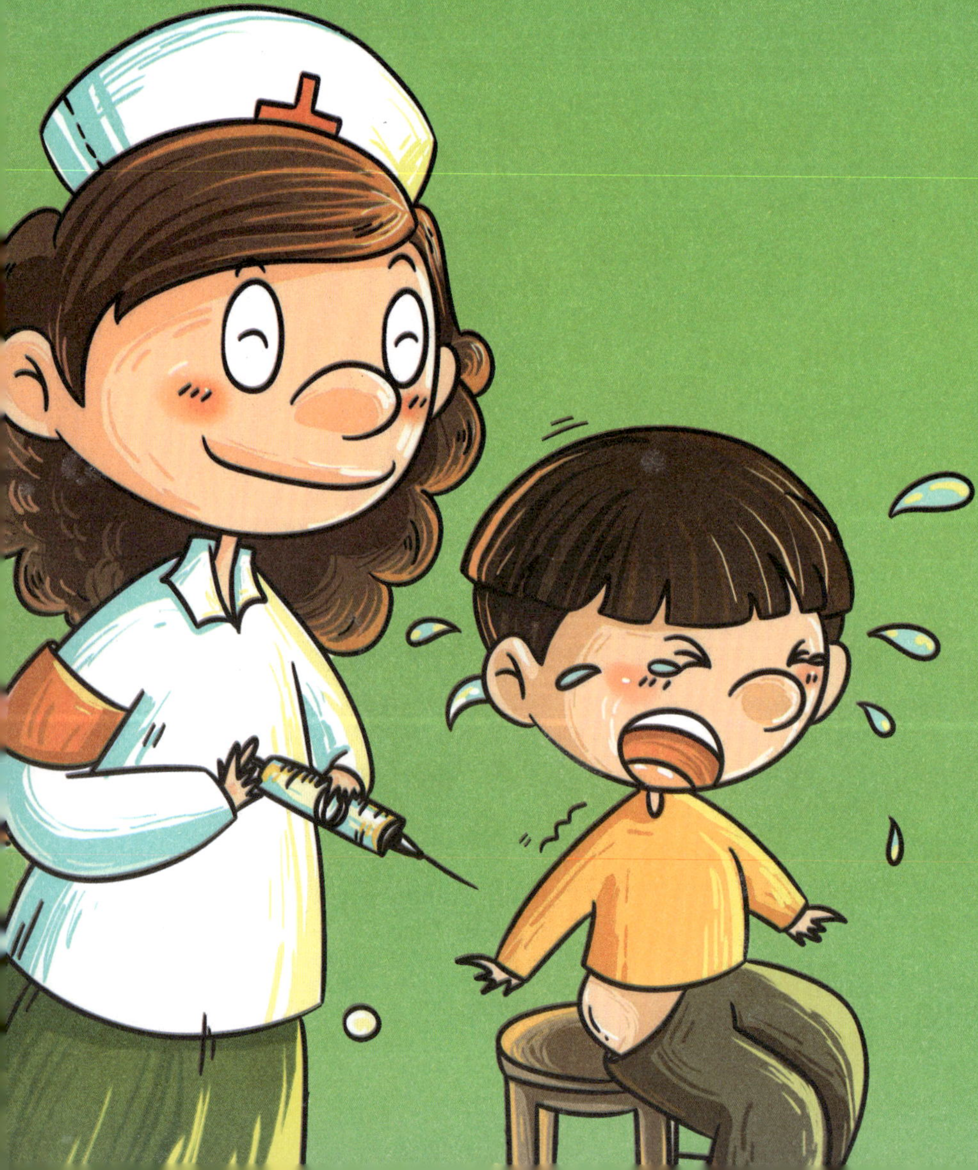

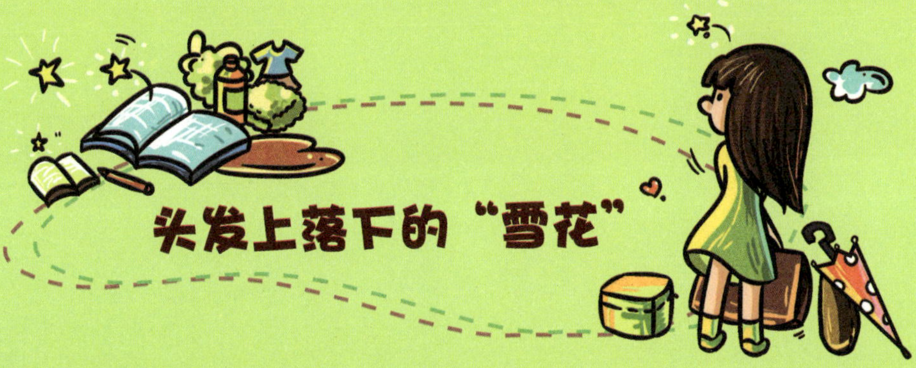

头发上落下的“雪花”

说起来，头皮屑在我们的生活中司空见惯，正常人的头上都有头皮屑，小朋友的头上也有哦！

想想看，一个原本漂亮潇洒的人，头发上和肩膀上却散落着许多雪花般的头皮屑，看起来既不干净，又不雅观，实在是有碍观瞻。因此，很多人都为头皮屑感到烦恼，也想了很多办法去消灭头皮屑。

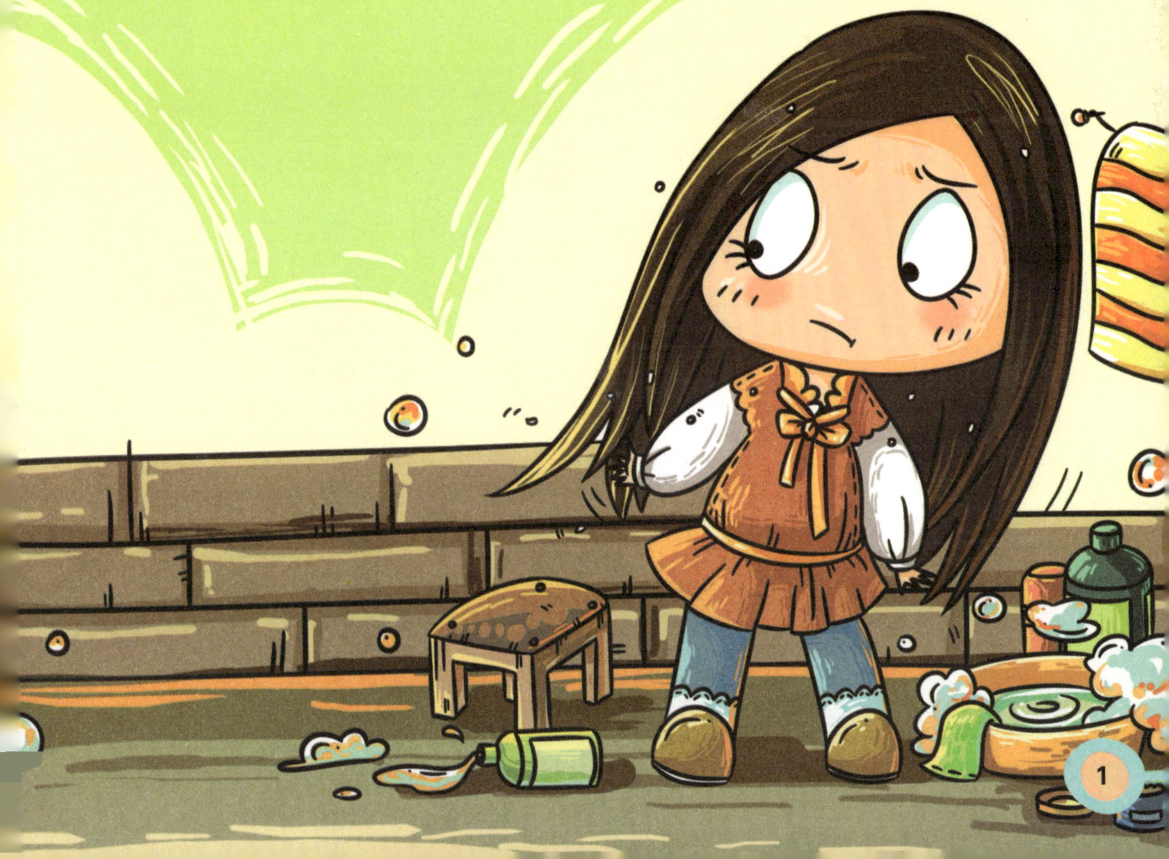

为了更好地消灭头皮屑，我们先来了解一下头皮屑到底是什么东西，它们又是从哪里来的。

我们的皮肤，是由表皮和真皮两个部分组成的。表皮在皮肤最外面，表皮的最外面一层就是角质层。角质层的细胞会经常更换，旧的死去并脱落掉，再长出新的来。我们每天都要洗手、洗脸等，不等我们看到脱落的角质层，它们就被洗掉了。

头皮就是头上的皮肤，头皮角质层的细胞也会经常更换。那些“死去”的旧细胞和皮脂腺分泌的皮脂混合起来。就组成了头皮屑。我们一般不会天天洗头，所以头皮屑会慢慢堆积起来，当堆积到一定程度，就会出现让人尴尬的情形了。

秋天来了，天气明朗凉爽，可烦人的头皮屑怎么突然增多了？事实上，在

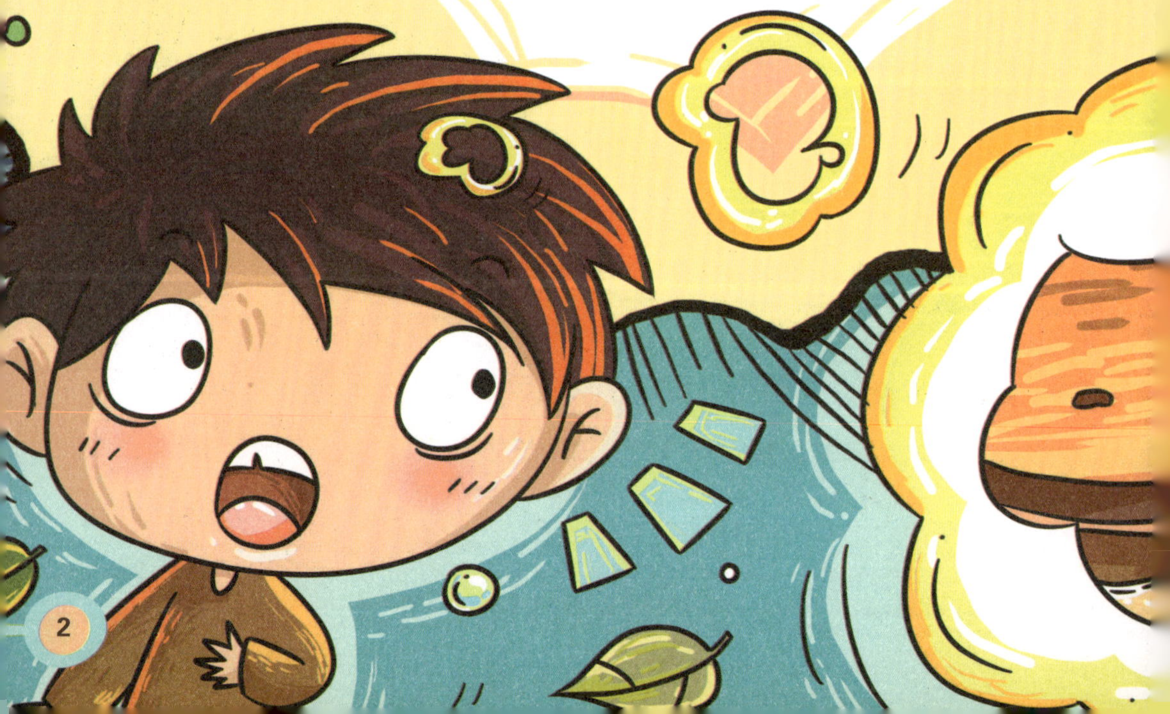

一般情况下，人们在秋天和冬天头皮屑增多，是正常的现象。

人的头皮中有许多汗腺和皮脂腺，汗腺分泌的汗液，皮脂腺分泌的皮脂，都可以滋润头皮和头发。到了秋天和冬天，天气渐渐变冷，人便很少出汗，头皮和头发会变得很干。秋冬季节气候干燥，皮脂腺不喜欢这种天气，开始消极怠工，分泌的油脂很少。这样会导致角质层的细胞不能得到很好的滋润，日子就难过了，于是大量死去，脱落的速度加快了，头皮屑也就跟着多了起来。

而在夏天，天气又热又潮湿，人们出汗很多，皮脂腺分泌的皮脂也很多，所以角质层脱落的速度比较慢，头皮屑便少了很多。

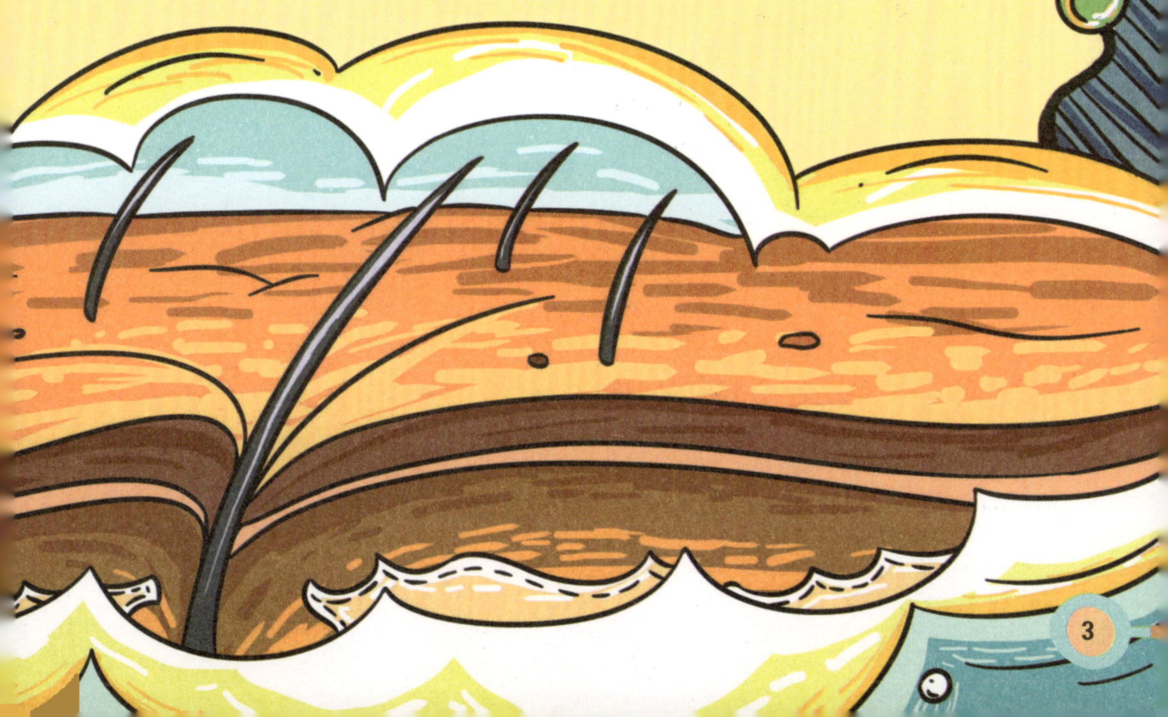

如果你几天不洗头，头上有很多头皮屑，头皮会很痒，让你总忍不住去挠几下。这是不是说，头皮屑是一种病呢？

头皮屑的确是一种头皮疾病。科学研究证明，头皮屑与马拉色菌的关系非常密切，有头皮屑的人，头皮上的马拉色菌明显比没有头皮屑的人多。而且随着头皮屑的增多，马拉色菌也会越来越多。

头皮屑既然是一种病，是不是应该去医院呢？不用担心，一般情况下只要洗洗头就好了。但如果遇到这几种情况：头皮屑特别多，而且头皮痒得厉害；头皮屑很油

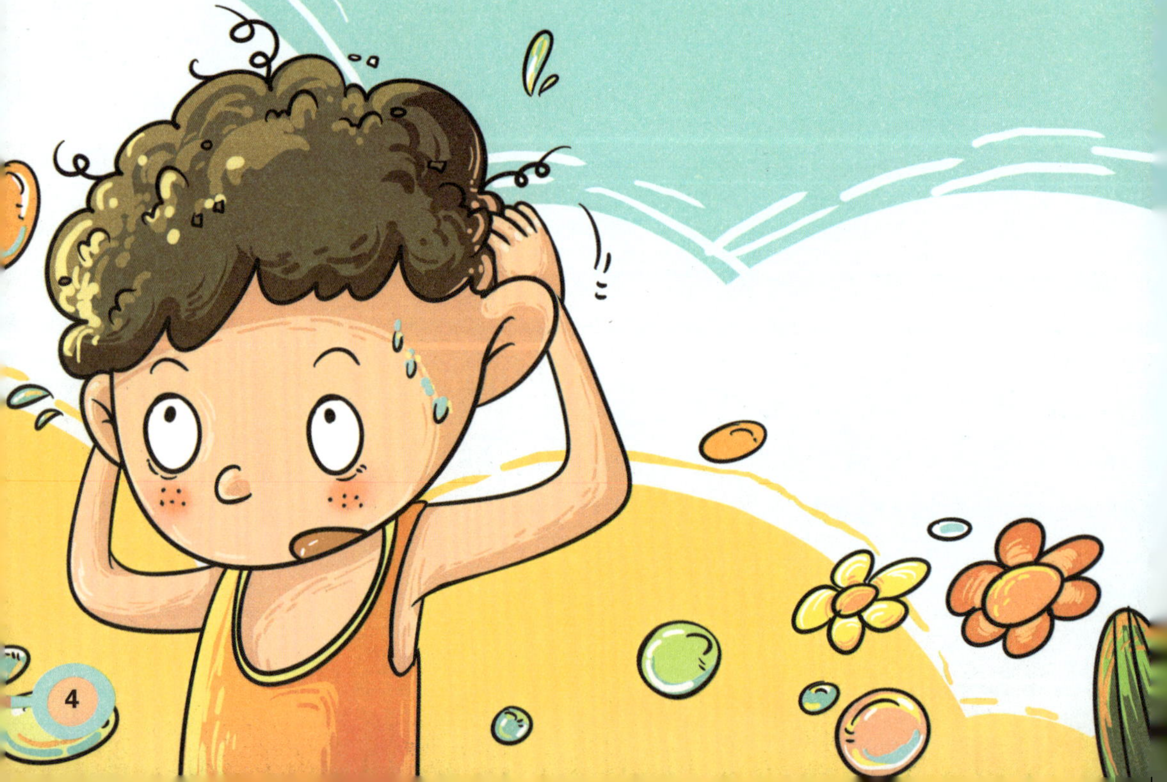

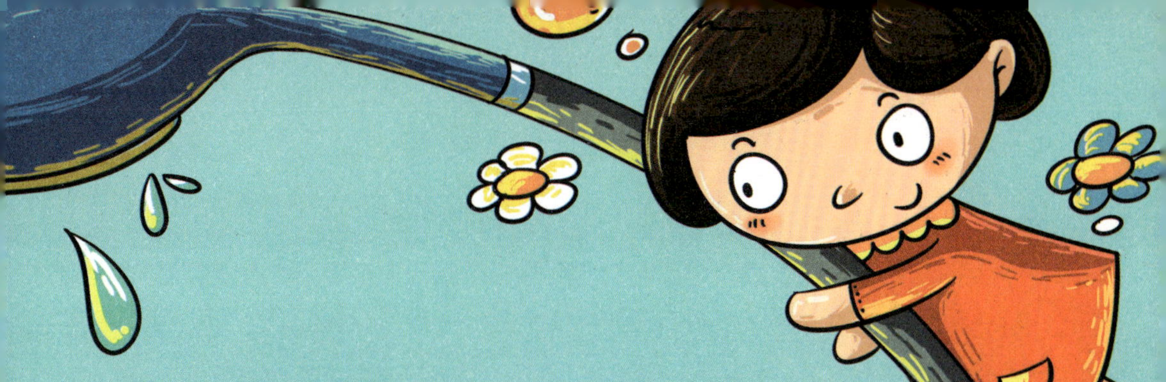

腻，有的地方还有红斑或小红包。这时，你就要赶紧去医院了。

上面提到，头皮屑多时洗洗头就好了。有人会说：既然如此，我就天天洗头，一天洗好几次，彻底消灭头皮屑！这你可就错了，这样不但不会消灭头皮屑，还会使头皮屑增多呢！

这是为什么呢？因为我们在洗头时，除了洗去头皮屑，还会洗去一些皮脂，洗头洗得太勤会减少头皮皮脂的厚度，还会使头皮干燥缺水。皮脂腺就会想了：皮脂变薄了，我得加紧工作呀！于是角质层脱落的速度加快，头皮屑就多起来了。所以天天洗头是不行的，四五天洗一次就行了，当然夏天可以洗得稍微勤一点。

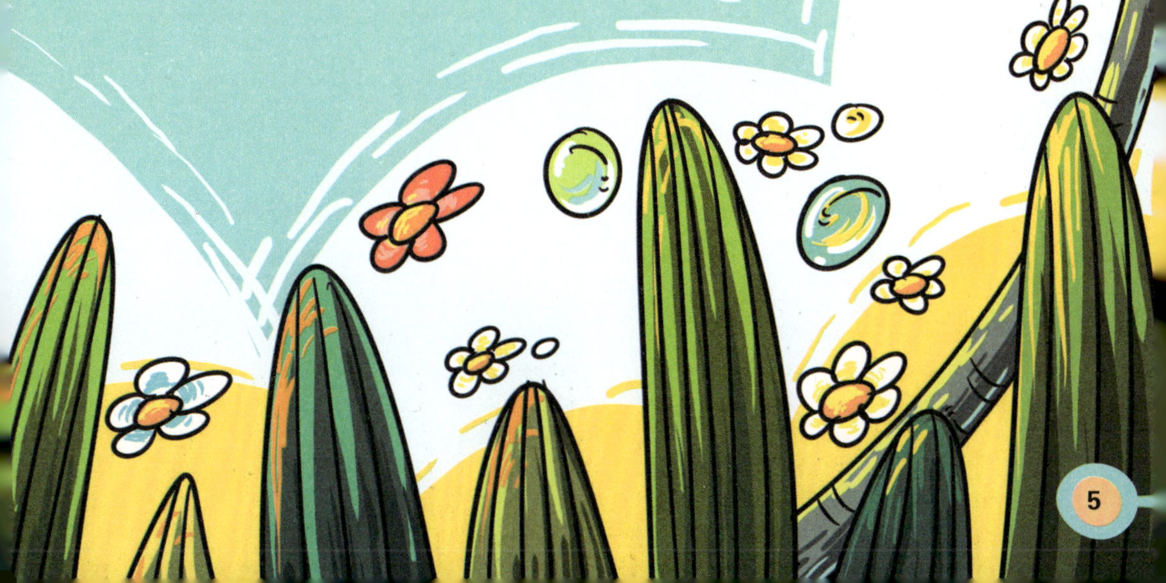

洗头大家都会洗，但有些做法不一定合适，下面就教你几招：

要选择适合自己的洗发水。如果选的不合适，有可能会刺激头皮，让你过敏，加速角质层脱落，使头皮屑增多。

不要总用一种品牌的洗发水，最好一年换一种。因为有的洗发水刚开始用的时候，去屑还很有效，但时间长了，头皮会对它产生抵抗力，这时就不管用了。

洗头时要用温水。如果用凉水，不容易洗干净头发，还会让你感冒或生病。如果用太热的水，会刺激皮脂腺分泌更多皮脂，并和脱落的角质层一起粘在头发上，等头发干了，你会发现，头皮屑更多了！

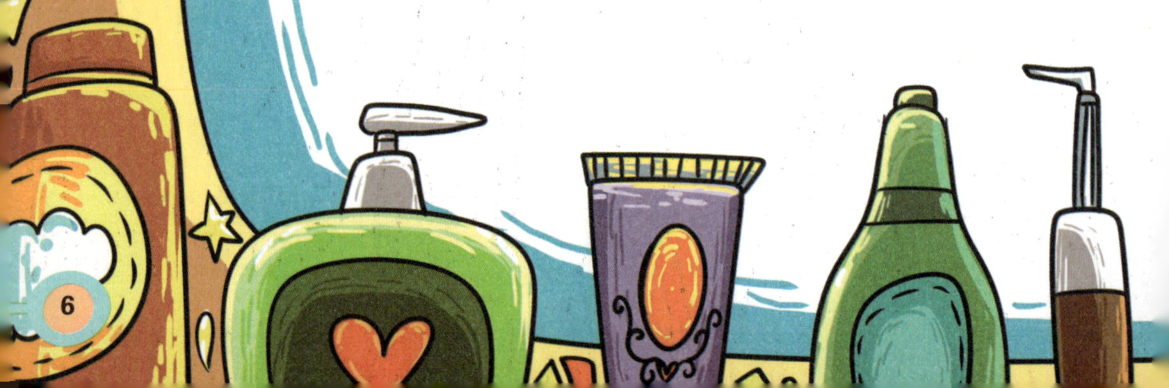

不要把洗发水直接倒在头发上，要先把洗发水倒在手上，加一点水，用双手搓一搓，搓起好多泡沫后，再抹到头发上。

你现在已经学会怎么洗头了，但这还不够哦。

你身体里的各个器官、系统原本有条不紊地工作着，你一紧张，它们也会乱套，于是影响了头皮的健康，头皮屑就增多了。这时，你需要适当做一些运动或听听音乐保持心情放松。

作业做完了，那就不要玩了！你最好在晚上11点之前睡觉，保持充足的睡眠，才能促进皮肤正常工作，使头皮屑减少。

有人喜欢吃辣，有人喜欢吃甜食，有人喜欢吃油腻的东西，这些爱好都会导致头皮屑增多，所

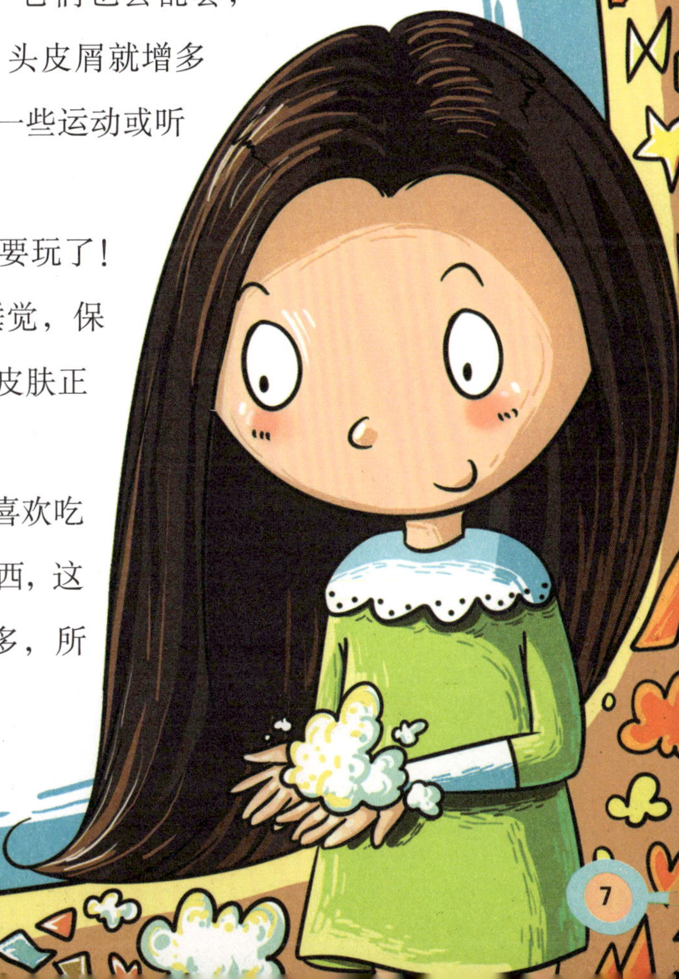

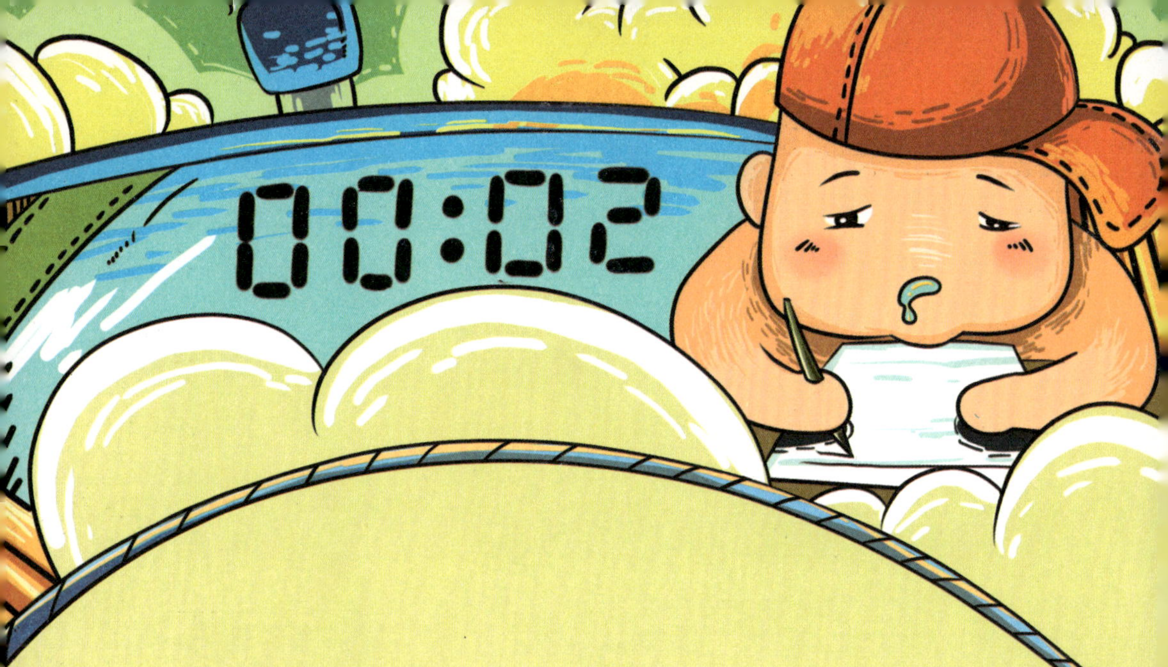

以要少吃这类食物，可以多吃一些富含蛋白质及微量元素的食物，以及蔬菜和水果。

另外，如果有人得了头皮脂溢性皮炎、头皮银屑病、神经性皮炎等，也会使头皮屑增多，要及时去医院治疗。

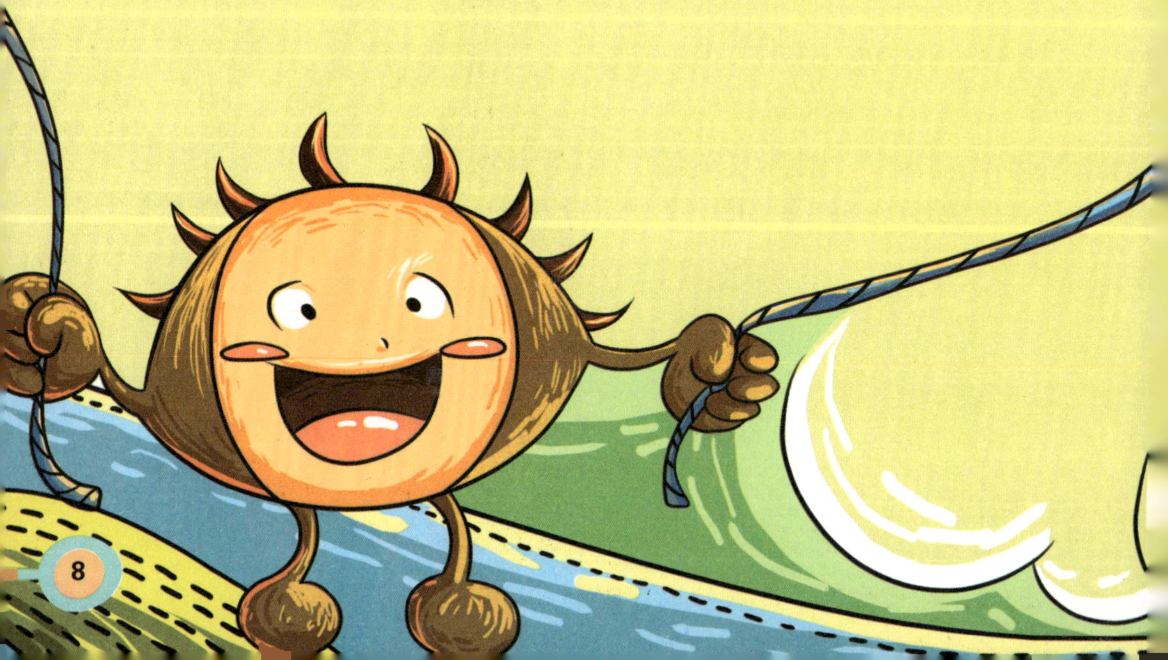

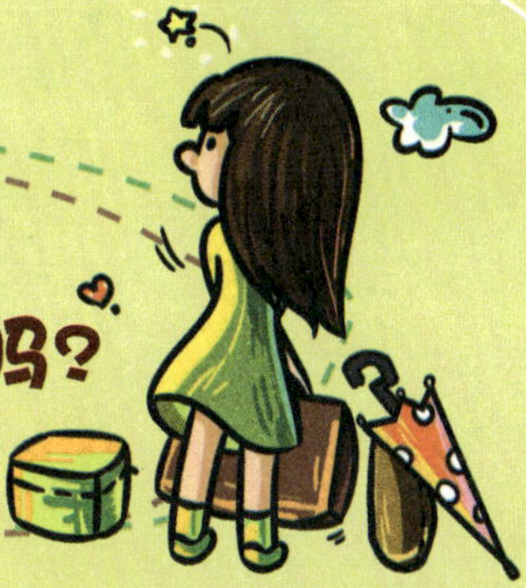

眼皮跳，能预测吉凶吗？

快要考试了，老师怎么布置了这么多作业？想累死我呀！哎！万一我考不好怎么办？爸爸妈妈一定又要骂我了！怎么回事？眼皮也来捣乱，一直跳个不停。

如果是你的左眼皮在跳，有人就会告诉你：“左眼跳灾，这几天你要小心喽！”如果是你的右眼皮在跳，有人会说：“右眼跳财，啊，你要发财了！”

在民间，“左眼跳灾，右眼跳财”的说法广为流传，很多人相信眼皮跳能预测吉凶，会有好的事情或不好的事情发生。但事实如何呢？

眼皮在眼珠的外面，它就像两扇大门一样，保护着我们的眼睛。在睡觉时，我们的

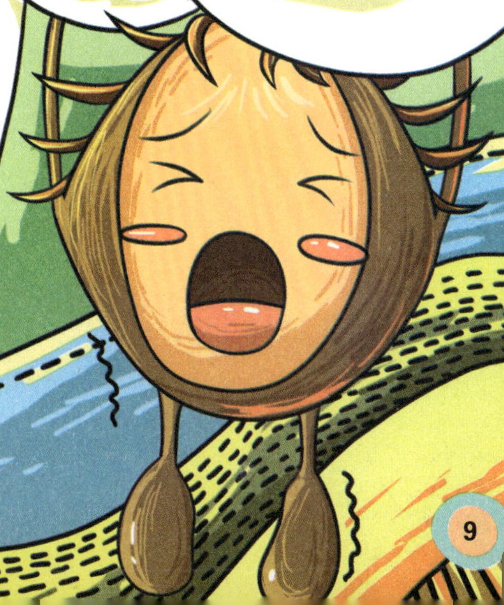

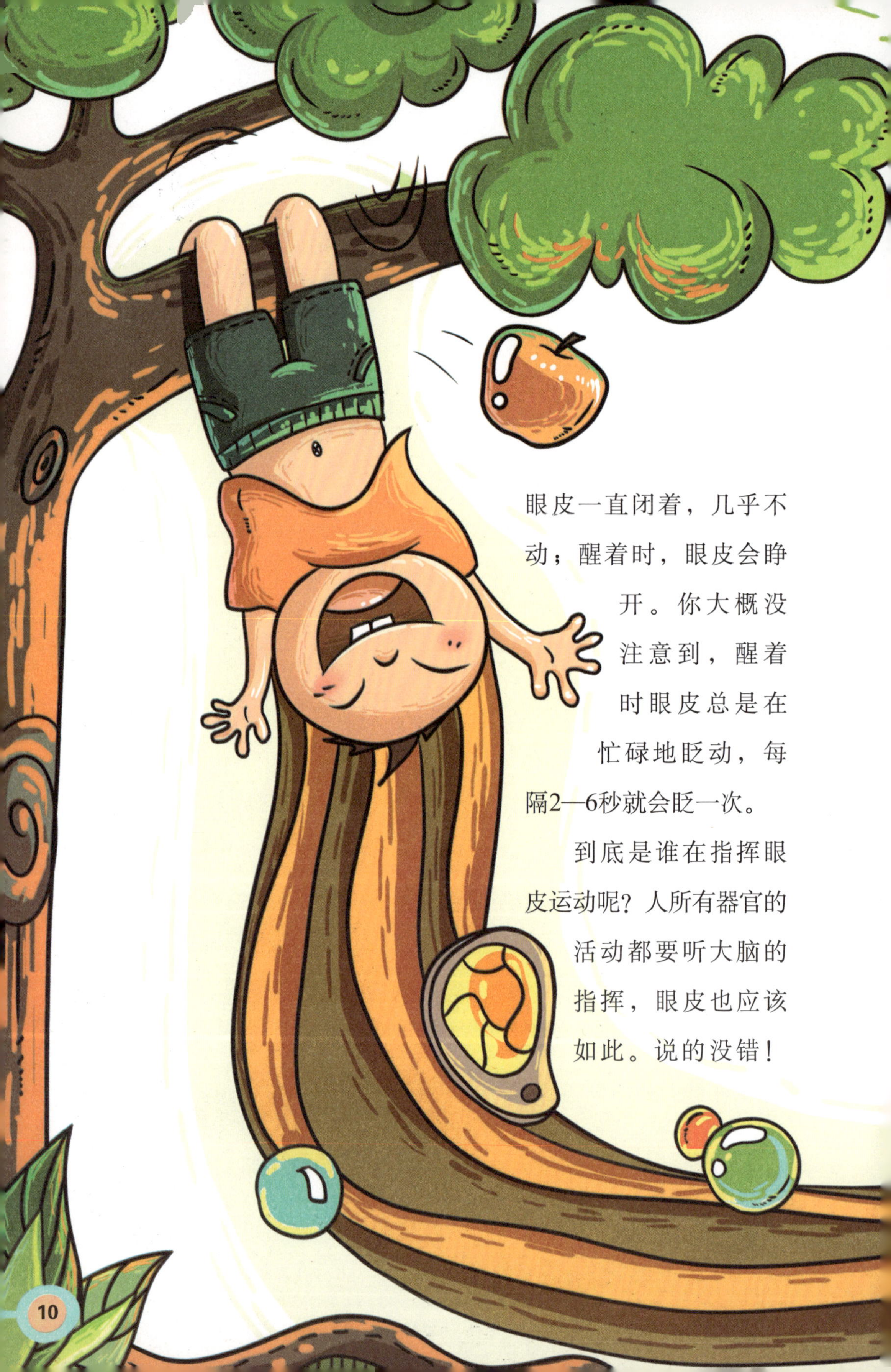

眼皮一直闭着，几乎不动；醒着时，眼皮会睁开。你大概没注意到，醒着时眼皮总是在忙碌地眨动，每隔2—6秒就会眨一次。

到底是谁在指挥眼皮运动呢？人所有器官的活动都要听大脑的指挥，眼皮也应该如此。说的没错！

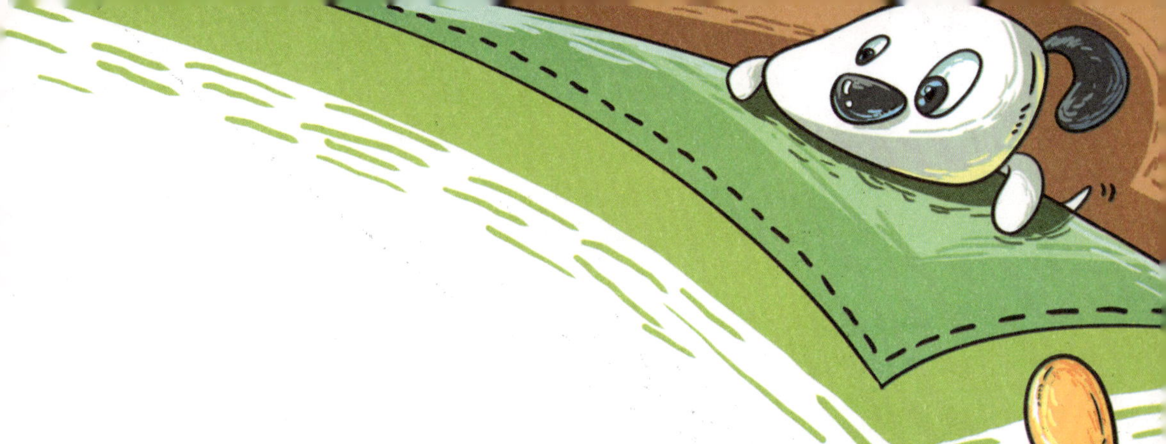

负责指挥眼皮运动的是大脑的第三对和第七对神经，这些神经从上到下连接着围绕眼睛的一种肌肉——眼轮匝肌，只要它们下令让眼轮匝肌收缩，眼皮就会睁开或闭上。当我们无意识地眨眼睛时，就不会感觉到眼轮匝肌的牵动，也就注意不到眼皮不停地在眨动了。

如果大脑的第三对和第七对神经受到什么刺激，比如说身体过于劳累、睡眠不足、心情太紧张或者长时间用眼，都会刺激连接眼部的神经，使它们变得过分兴奋，不断地胡乱下达命令，导致眼轮匝肌不断收缩，然后就引起眼皮跳了。这是这两对神经在提醒你：你累了，快快休息！

另外，如果眼睛里被吹进了小沙粒等异物、眼睛受到强光的照射，或者用了让眼睛不舒服的药，都会刺激眼睛，引起眼皮跳。

像这样的眼皮跳还不“听话”，你让它停下来它也停不下

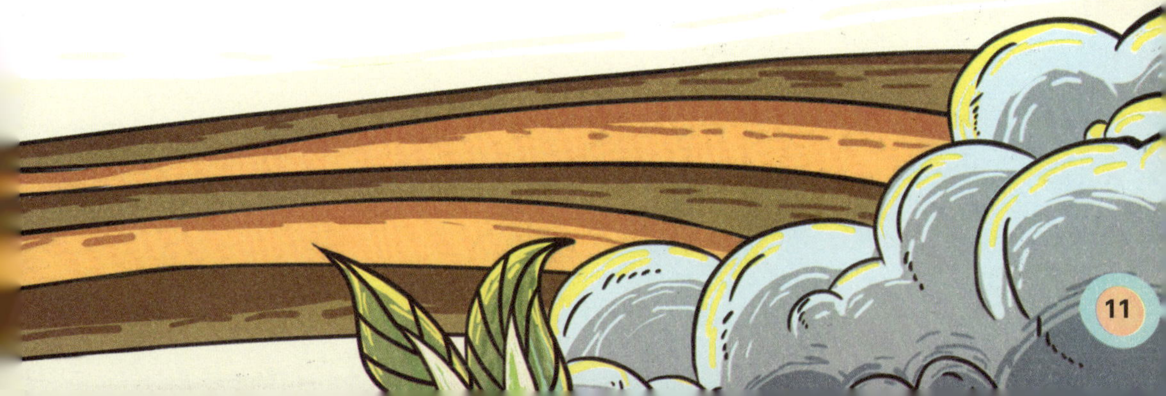

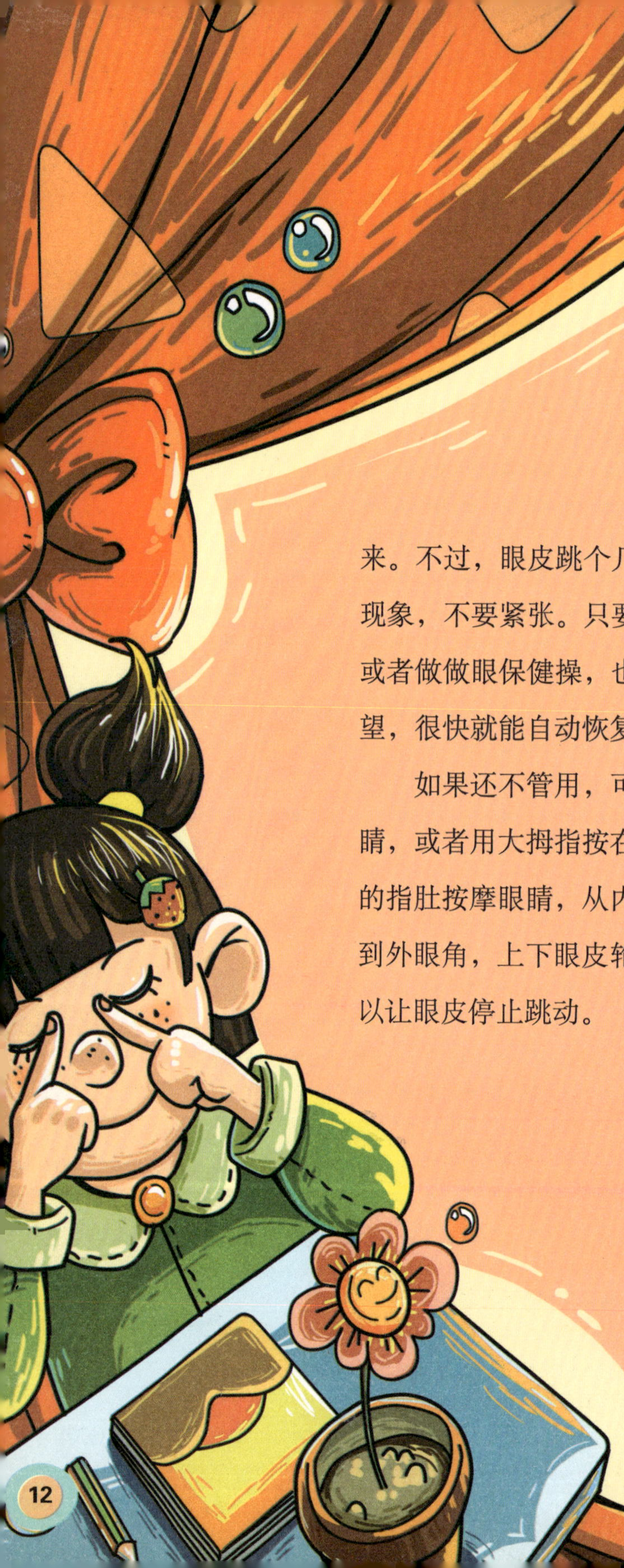

来。不过，眼皮跳个几秒到几分钟属于正常现象，不要紧张。只要闭上眼睛休息一下，或者做做眼保健操，也可以到空旷的地方远望，很快就能自动恢复了。

如果还不管用，可以用热毛巾敷一敷眼睛，或者用大拇指按在太阳穴上，再用食指的指肚按摩眼睛，从内眼角轻轻地向外按摩到外眼角，上下眼皮轮流做几次。这些都可以让眼皮停止跳动。

所以当眼皮刚刚开始跳动时，不需要立即去医院，要多休息一下，放松精神，保持心情平和、愉快，很快就没事了。

但是如果过了好几天，眼皮还在一直跳，而且跳得越来越厉害，就需要小心了。你得照一下镜子，看看脸上有没有什么地方在不由自主地抽动，再摸一摸，看看有没有明显凹陷下去的地方。如果出现了这些情况，就要赶紧去医院了。

曾经有一个人，她在某一天忽然觉得自己的眼睛周围好像触了电，眼皮不由自主地跳动，尤其是下眼皮跳得特别厉害。她起初没在意，以为休息两天就好了。休息一段时间后，眼皮虽然跳得不是那么厉害了，但没有停止。一天早上，她一照镜子，结果吃惊地发现两只眼睛竟然一只大一只小。她这才慌了，赶紧去医院。医生告诉她，她得了面肌痉挛，而面肌痉挛最初很明显的一个症状就是眼皮跳。

看到这里，你一定知道了：“左眼跳灾，右眼跳财”是一种迷信的说法，是没有任何科学根据的。

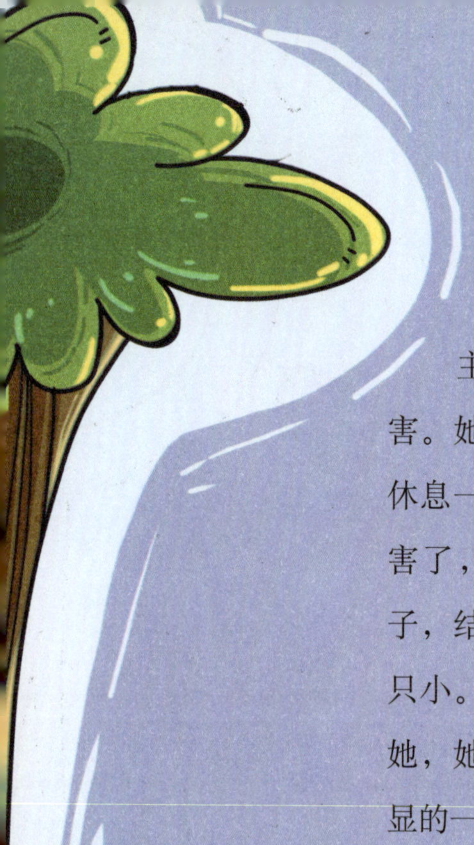

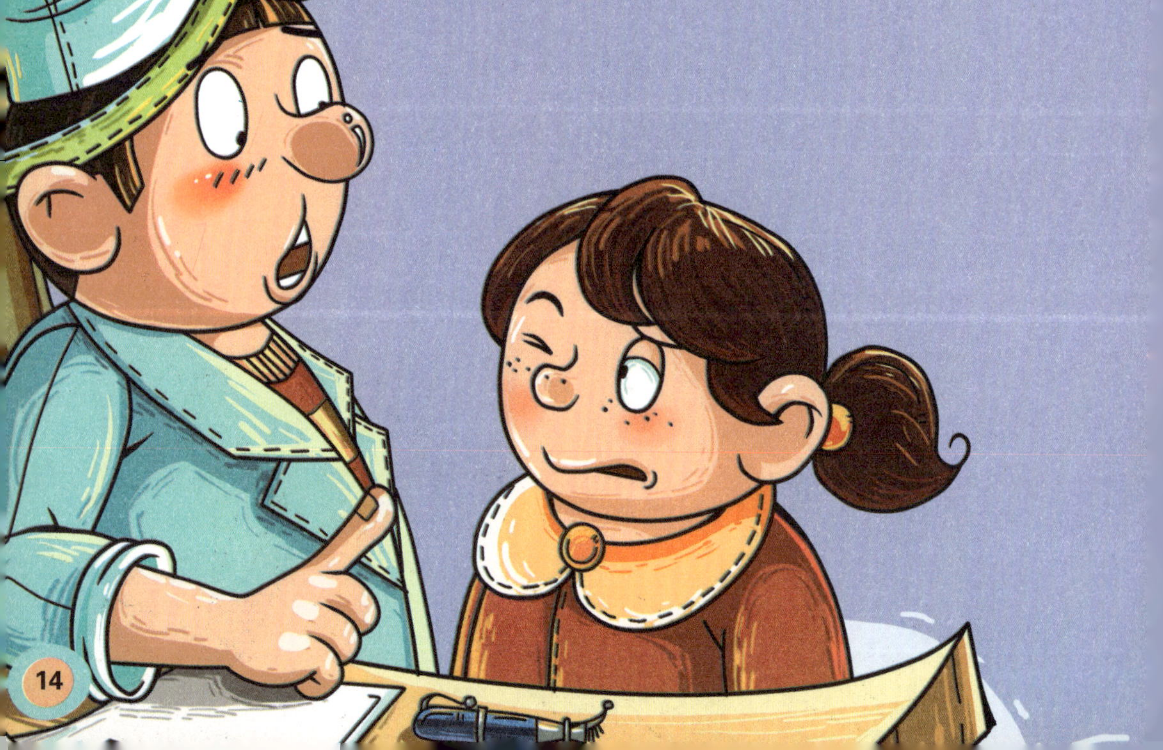

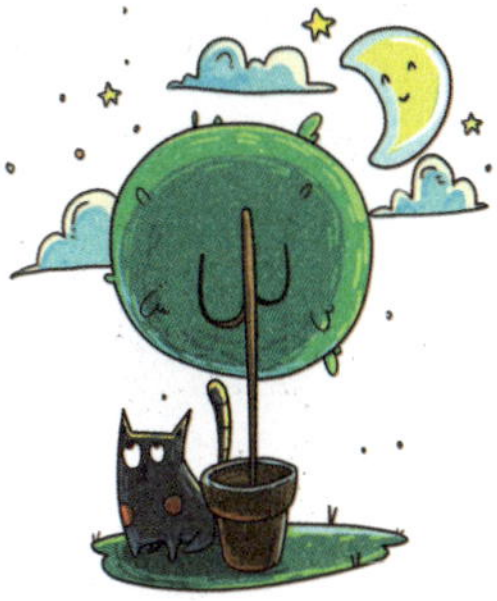

眨眼睛的好处

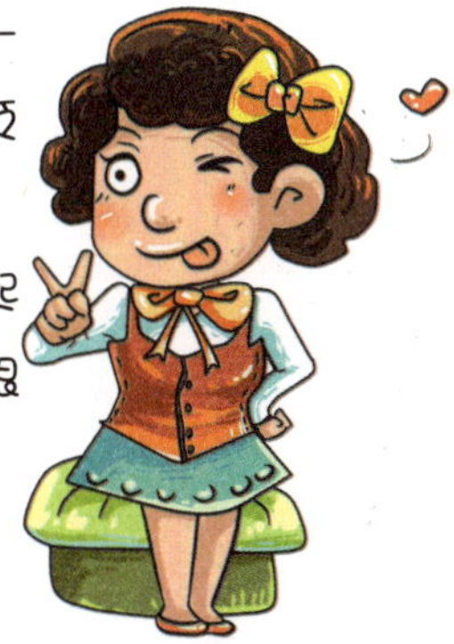

我们的眼球外面有一层非常娇嫩的薄膜，只要有一点点灰尘落在上面，眼球就会感觉不舒服，眼睛便要眨一下，让眼皮把一些泪水抹到眼球表面，把灰尘洗掉。同时，眨动眼睛会把泪水抹到眼球的各个部位，也能起到润滑和保护眼睛的作用。所以我们需要不停地眨眼睛。当然，太频繁地眨眼睛就是一种坏习惯了。

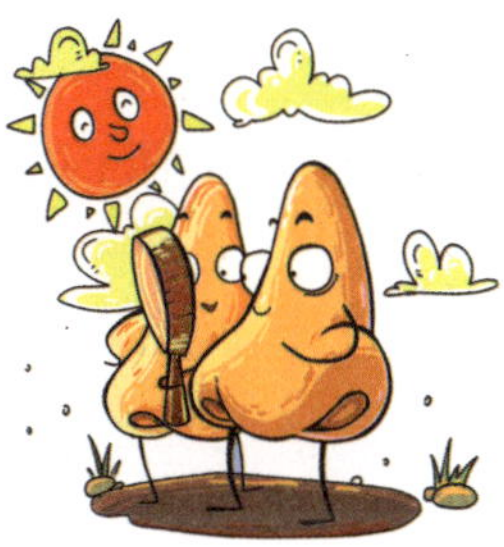

睡觉为什么要闭上眼睛？

睡觉闭上眼睛，主要是为了保护眼睛。白天当人醒着时，若有灰尘从眼睛上面掉下来，有眉毛和睫毛挡住，同时眼皮也会下意识地快速闭上，把眼睛保护起来。而睡觉时，人经常仰卧着，如果有灰尘掉下来，眉毛和睫毛就起不到保护的作用了。人睡觉时闭上眼睛，能防止眼睛受到损伤，这是人类在进化过程中形成的自然保护机能。

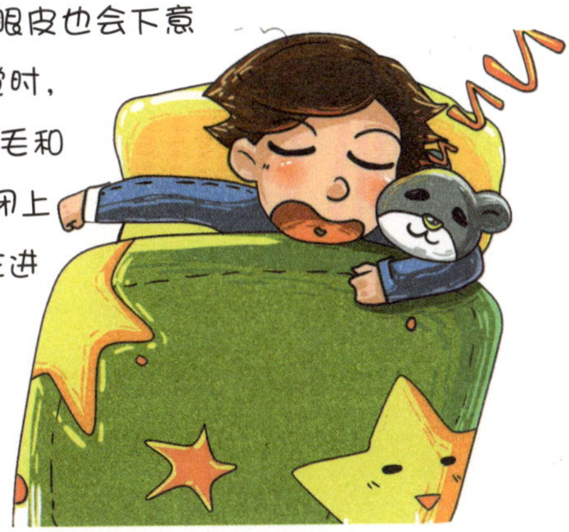

让人欢喜让人忧的“痛苦激素”

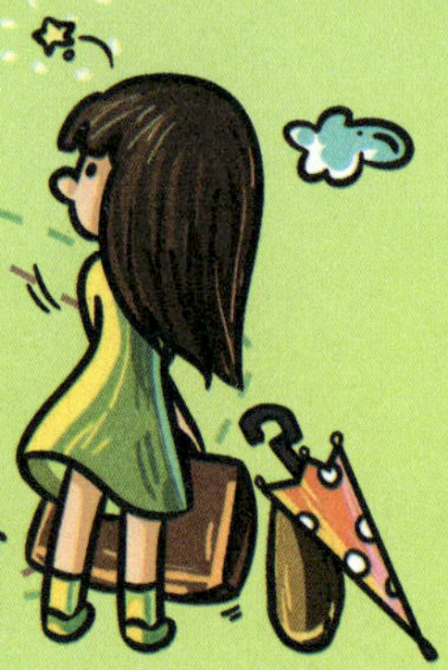

当你感到特别紧张或者害怕的时候，就会觉得心脏在“砰砰砰”地使劲儿跳。这是怎么回事？

原来，在我们的身体里，两侧肾脏的上方，有一种器官叫肾上腺。肾上腺中心部的组织叫做肾上腺髓质，遇到紧急的情况时，肾上腺髓质会分泌一种激素，叫做肾上腺素。这种激素进入血液后，能让血液流动加快，还能让呼吸和心跳加快。

在医院里，当医生在抢救病人时，如果病人的心脏突然停止跳动了，医生就会给病人注射肾上腺素，这可以帮助病人的心脏重新跳起来。

肾上腺素能让人呼吸加快，从而吸入更多氧气；能让人瞳孔放大，看见更多事物；能让人心跳加快，血液流动加速，可以让血液带着养分更快地流到身体各处。这些都能使身体得到更多能量，使人的反应更快。在紧急情况下，当我们需要逃跑或与别人斗争时，它都可以提供必要的条件。

肾上腺素可以说是一种天然兴奋剂，能让人迅速兴奋起来。

大多数的运动员都知道，一个运动员的肾上腺只要受到刺激，即使是一个手无缚鸡之力的弱女子，也能在瞬间变得力气很大；即使是一个50米跑从来不及格的小朋友，也能迅速成

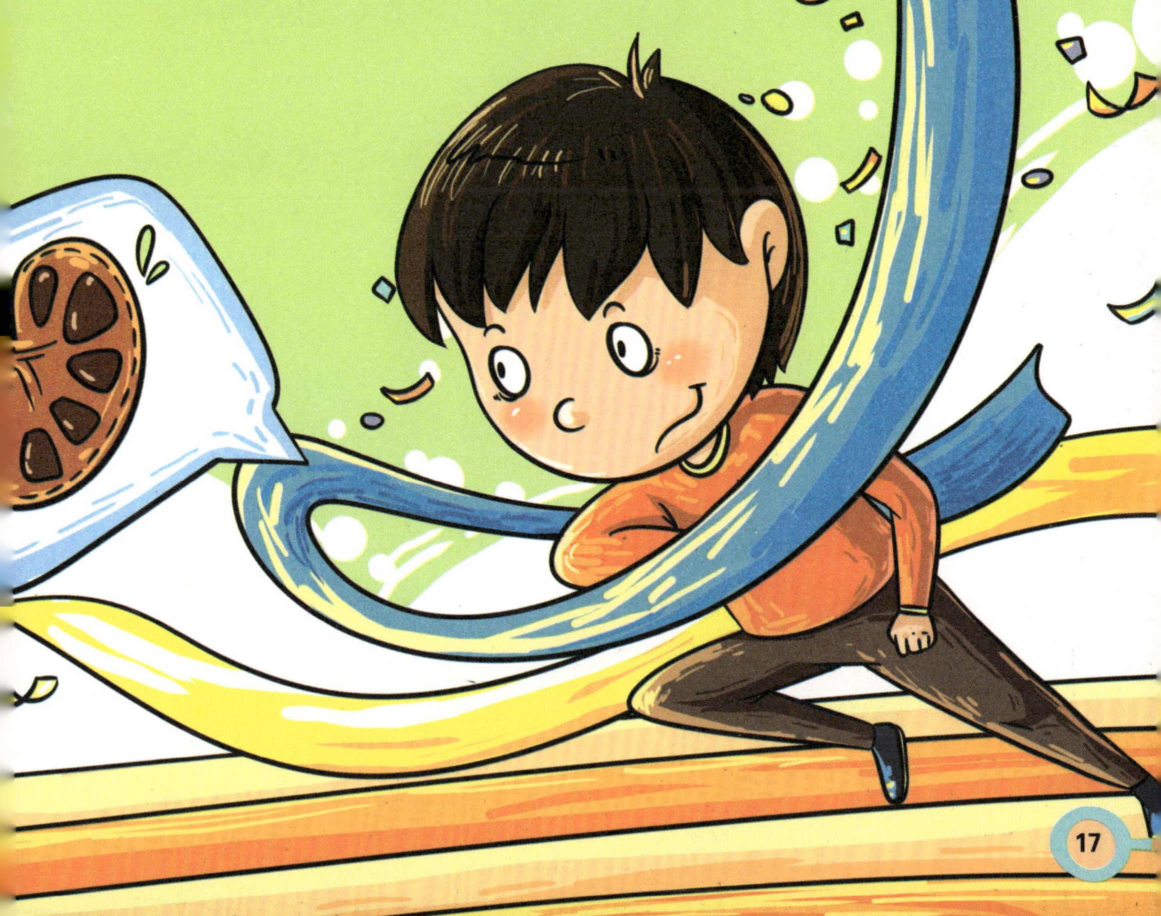

为百米飞人。所以，在一些运动员禁用的兴奋剂中，一般都含有刺激肾上腺的成分。

肾上腺素又被称为“狗急跳墙素”。当遇到危险时，比如说一个很害怕狗的小朋友，在外面散步时，突然遇到一只凶猛的恶狗。他顿时感到头脑发昏，两腿战栗，同时又感到血液沸腾，于是拔腿就跑！恶狗也不甘示弱，在后面穷追不舍。他越跑越快，很快就跑回了家。原来要用10分钟才能跑完的路程，居然只用了不到5分钟！

自习课上，一个小朋友正在偷偷地玩手机或听MP5，老师突然走进教室。他一抬头，马上以迅雷不及掩耳之势藏起了手

里的东西，然后翻开课本，拿起一支笔，装出一副认真学习的样子。这个过程可以说是十分复杂，但他大概只用了3秒钟！

上面的几种情况，都要感谢肾上腺素。不过，肾上腺素也是一把“双刃剑”，也有让人讨厌的地方。

人们常说“人吓人，吓死人”，虽然有点夸张，但当一个人在没有任何思想准备的情况下，突然遇到极其恐怖的事情，是有可能被吓死的。

美国著名生理学家西皮林曾经解剖过15

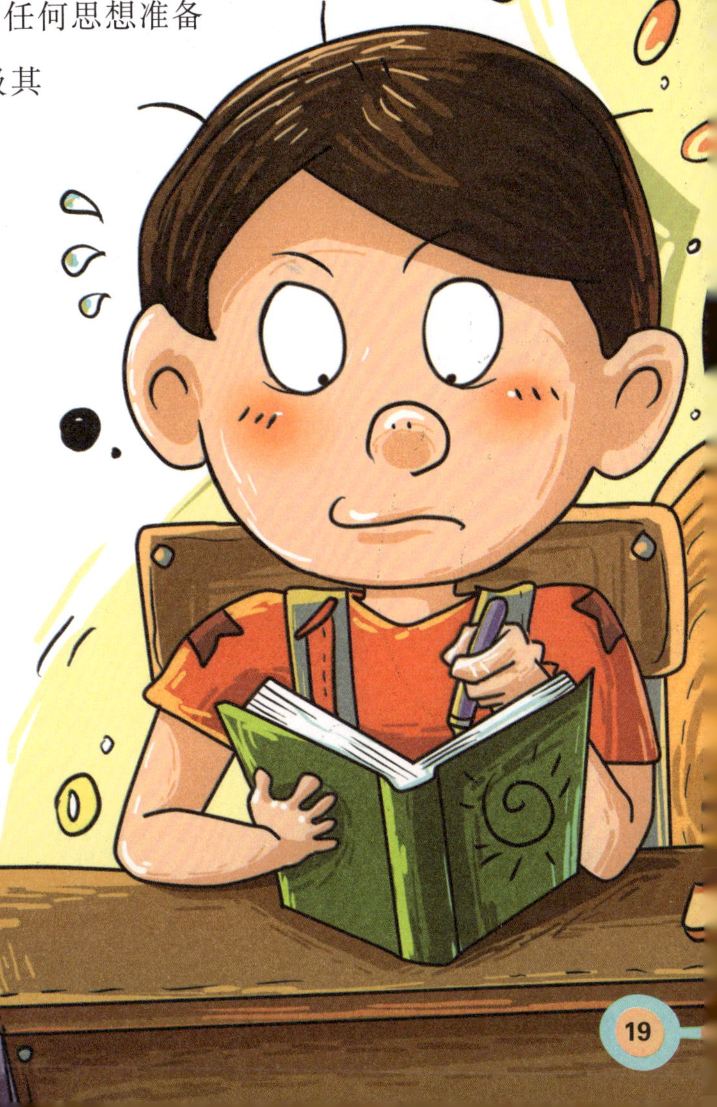

个被吓死的人，结果发现这些人都是因为心脏坏死而死的。他认为罪魁祸首就是肾上腺素。

肾上腺素是怎么“吓死”心脏的呢？

有趣的是，在人体里还有一种能消灭肾上腺素的东西，叫胺氧化酶。当我们身体里分泌的肾上腺素太多的时候，它就会挺身而出，去破坏肾上腺素。因此，我们身体里的肾上腺素才能维持正常水平，不会超标。

但是，当突然遇到极其恐怖的情况或者情绪过分激动时，肾上腺就会迅速地分泌出大量肾上腺素，而匆忙之间胺氧化酶来不及消灭这么多的肾上腺素，于是导致心脏跳动过快，以致不堪负荷，心力衰竭而死。

肾上腺素还有一个别名，叫做“痛苦激素”，因为在人们感到痛苦的时候，都会分泌肾上腺素。例如当小朋友跟同伴吵架时，被老师或爸爸妈妈斥责批评时，或者遭到别人的恶作剧而恼怒时，大脑会思维混乱，手脚会发抖，有时还想哭，这都是由肾上腺素引起的。但是万一肾上腺素分泌得太多，让小朋友不顾一切地冲动起来的话，可能会造成不好的后果哦。

这时，我们要怎么办呢？科学家发现，肾上腺素可以从身体里排出去。一个方法是多喝水，多排尿，使肾上腺素随着尿液排出去；还可以跑跑步、干干家务等，让自己出一身大汗，使肾上腺素和汗水一起流出去；或者干脆大哭一场，流泪时也能流出一些肾上腺素。

另外，科学家还发现，不同的颜色对分泌肾上腺素也有影响。当一个愤怒的人看到粉红色、蓝色和白色，尤其是粉红色时，神经系统就会对下丘脑发出信号，让肾上腺减少分泌激素，于是心跳慢下来，本来愤怒的心情也就消失了。如果这人看到的是黑色，效果会正好相反，心情不但平复不了，还会更加糟糕。

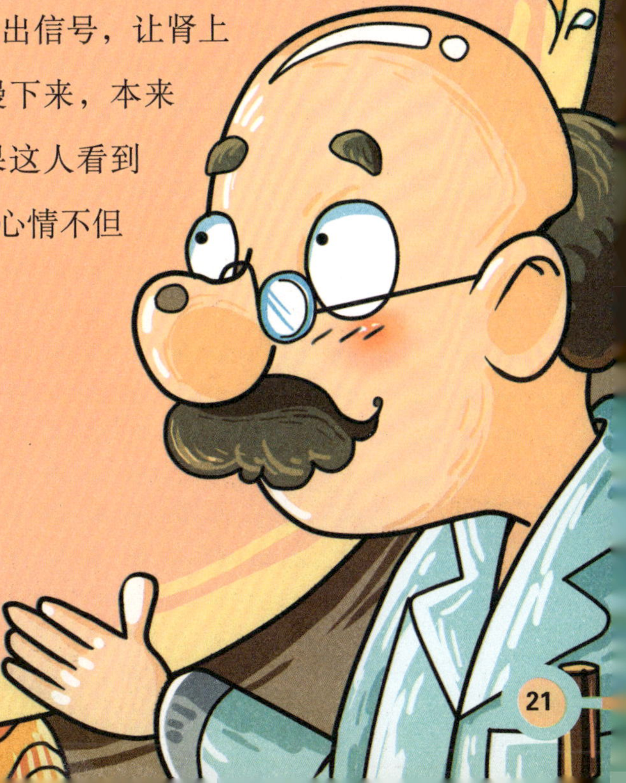

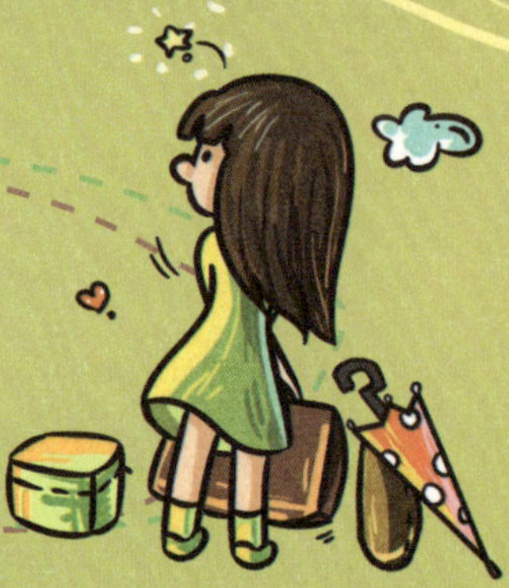

小小鼻子作用大

在地球上所有的动物中，我们人类鼻子的样子是独一无二的。你瞧，我们的鼻子鼻孔朝下，鼻梁与鼻头则突起着。鼻子高挺的动物，它们的脸一般也是向前突着，只有我们人却在扁平的脸上长着个突出的鼻子。那么这样的鼻子生来有什么用呢？

说起鼻子，给你印象最深的恐怕就是闻味道了。吃饭时，闻到的是诱人的饭菜香；在草坪、花园中，

用鼻子深深地吸几下，会闻到花草的清香；发生火灾时，鼻子能闻到焦煳味，提醒人们对火灾警惕起来……

因为鼻子，我们才能分辨出各种气味。这是因为鼻腔里的黏膜中有一种嗅膜，上面分布着专门感觉气味的嗅觉细胞，嗅觉细胞又与嗅神经相连。嗅觉细胞非常细小，在指甲盖那么大的一块地方，就有大约1千万个嗅觉细胞！当空气中的气味小颗粒进入鼻腔中，会溶解到鼻腔里的分泌物中，接着粘到嗅觉细胞的纤毛上。嗅觉细胞感受到气味，就会通过嗅神经把这些气味信息传递给大脑。大脑经过分析，就能让我们知道是什么气味了。

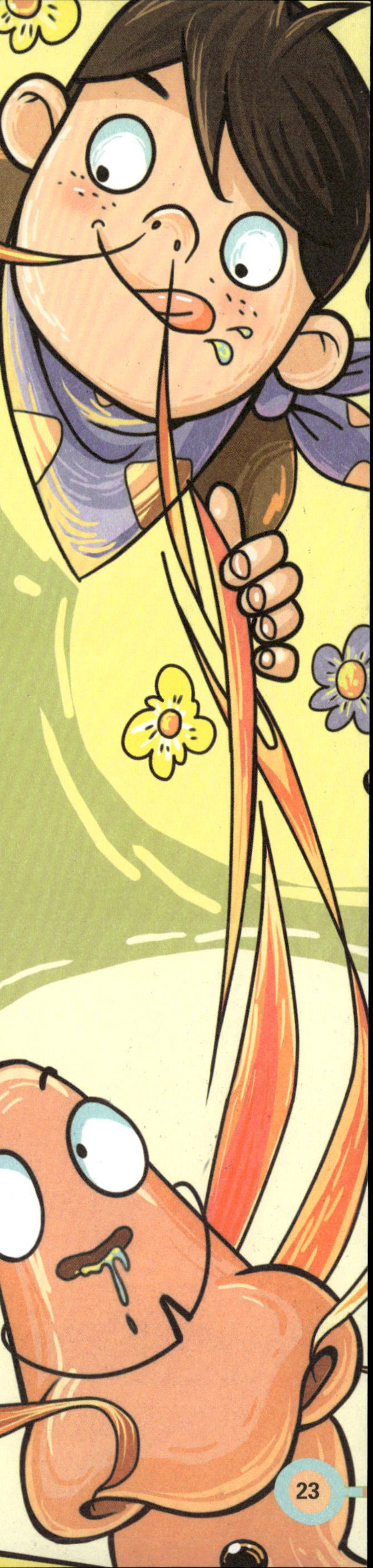

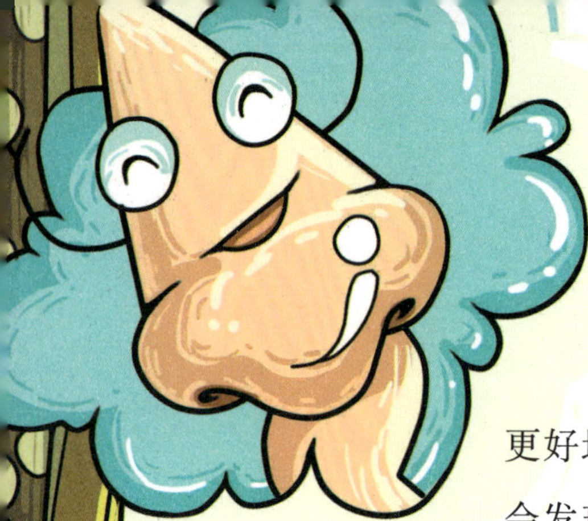

小朋友想闻某一种气味的时候，总会习惯性地先靠近气味的来源，然后猛吸几口气，好像这样能更好地帮你分辨气味。如果你留心一下，会发现其实别人也习惯于这么做。这是因为嗅觉细胞主要集中于鼻腔的上端，鼻子吸进来的空气很少能到达这里，只有急促的吸气或者回旋式气流才能到达这里。所以，当人们想分辨某种气味时，就得猛吸几口气。

你有没有仔细闻过你的亲人？他们身上是不是有一种你熟悉的气味？科学家发现，每个人都拥有一种只属于自己的体味。他们认为，对于有血缘关系的家人，靠鼻子就能“闻”出彼此。例如，一位妈妈被蒙住了眼睛，通过嗅觉也能轻易地分辨出自己的亲生孩子。同样的，一个孩子也能靠鼻子很容易地分辨出自己的亲妈妈。但如果是领养的孩子，就比较容易出错。

我国有一句名言“入芝兰之室，久而不闻其香；入鲍鱼之肆，久而不闻其臭。”它的意思是说：在有兰花香草的屋子中待得

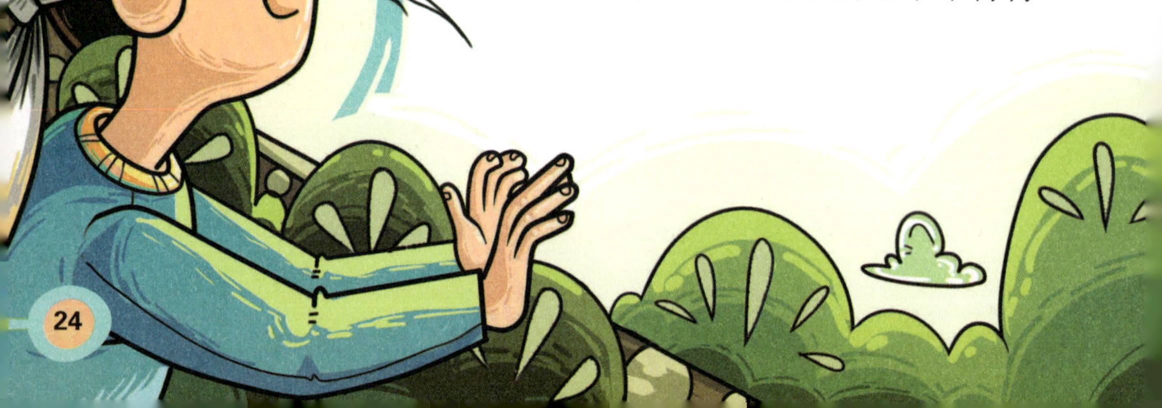

时间长了，就闻不到它们的香气了；在卖咸鱼的店铺里待得时间长了，也会闻不出咸鱼的臭味。这是因为当长时间待在同一种气味的环境下，人的大脑为了避免过度疲劳，就会采取自动保护的措施，使嗅觉中枢由兴奋状态转入抑制状态，以便使鼻子随时能闻出新的气味。

人的鼻子除了闻气味，还有一个最重要的作用——呼吸。为了能更好地呼吸，鼻子经过亿万年的进化，形成了一套专供呼吸的“设备”。这套设备结构精巧、功能齐全，完全能胜任呼吸的任务。

呼吸过程中呼出的是二氧化碳，要吸入的是氧气。但空气中除了氧气，还有许多灰尘杂物和细菌、病毒，如果经过鼻子进入人体，必然会对人体造成伤害。为了阻止这些有害的物质，鼻子设置了一道道防御线。

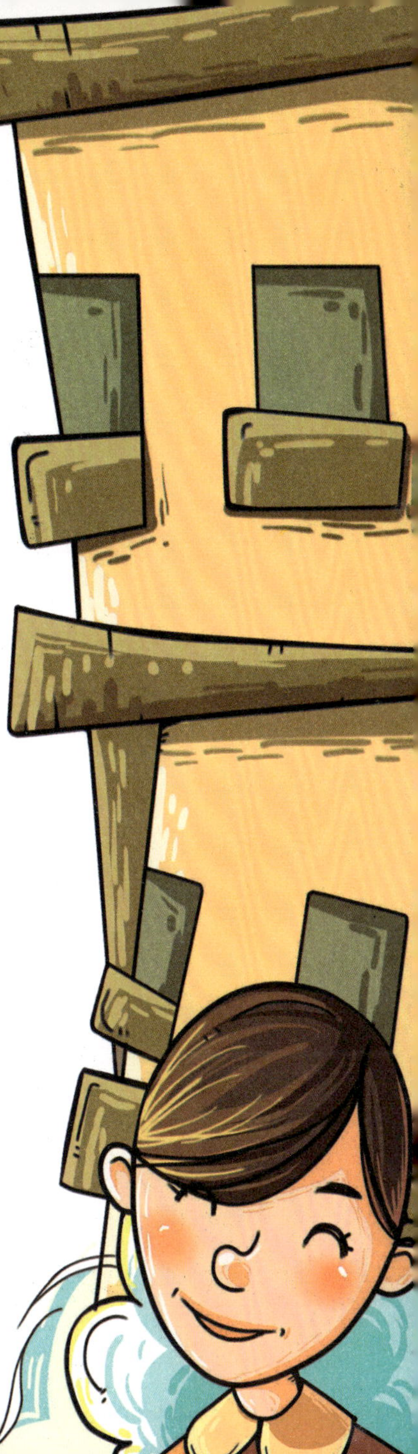

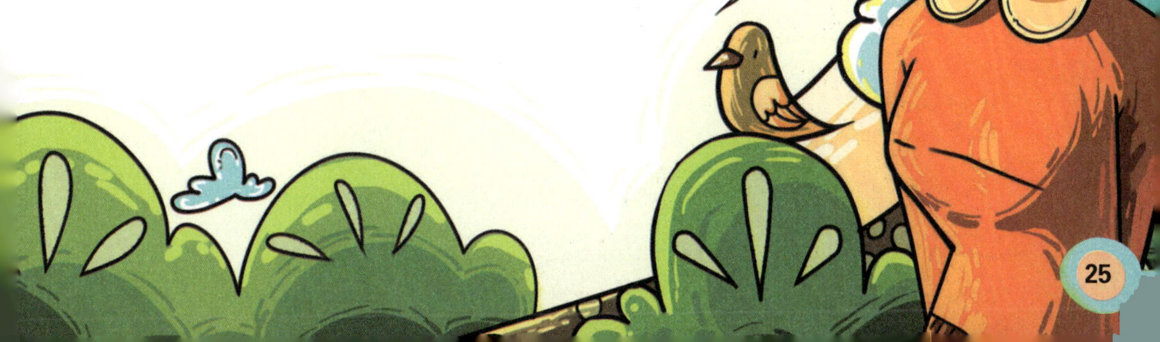

第一道防御线是鼻腔中茂盛的鼻毛，能拦住试图通过鼻腔、进入人体的粗大的飘浮颗粒。

第二道防御线是鼻腔中的黏液，附着在鼻腔表面的黏膜会分泌黏液，当空气中的细小灰尘和病毒、细菌等被吸入鼻腔后，就会被黏液粘住。黏液中含有一种“溶菌酶”，能溶解和抑制细菌。

有时候，鼻腔中的神经组织受到刺激性气体的刺激，会打喷嚏，把被拦住和被粘住的脏东西一起喷出去。

就这样，最后进入人体的空气变得非常干净。

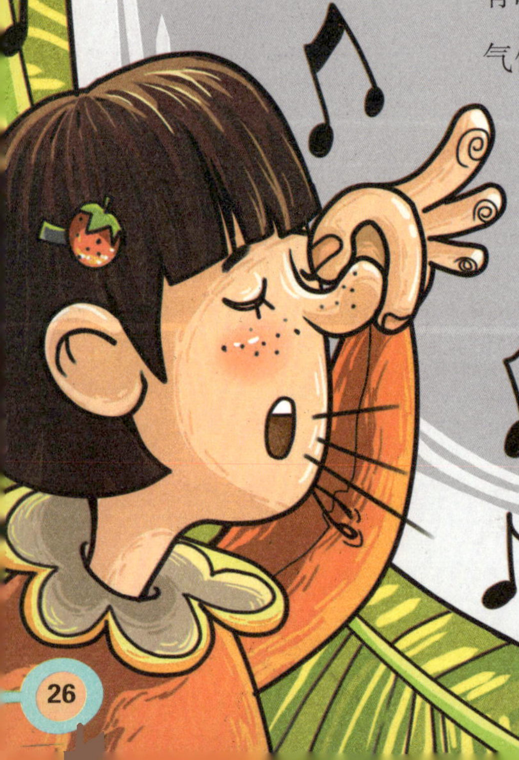

另外，鼻腔还像一个“空调机”，将进入鼻腔的空气变得温暖、湿润。鼻腔黏膜中分布着非常丰富的血管，具有收缩和扩张的功能。当外面的冷空气进入鼻腔的时候，血管里的血液就会增多，同时流动速度加快，这样就将冷空气调解到了和人的体温差不多的温度。冷空气一般比较干燥，在这个过程中，也会变为湿润的空气，从而避免刺激到肺部。

除了这两个众所周知的作用，鼻子还可以帮助我们发音，让我们说话时声音更清晰。你可以试一下捏住鼻子说话，声音是不是含糊而奇怪呢。有些歌手还会利用鼻子发出共鸣，使自己的歌声听起来更浑厚、更动听！

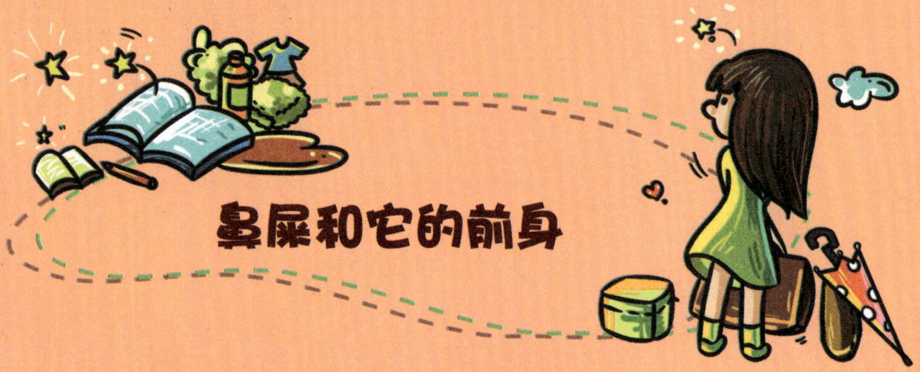

鼻屎和它的前身

鼻子里不舒服，里面有什么东西？翘起手指把它挖出来吧！呼——长出一口气，舒服多了！有人会随手把那东西弹掉，有人会注视着指尖上的那东西，它也许是黏黏的、黄褐色的一团，也许是硬硬的、灰黑色的一小块。那东西就是鼻屎，尽管挖鼻屎很不雅观，但很多人都做过这种事情，你也做过吧！不要否认了，这是一个所有人都心照不宣的秘密。

鼻屎大家都很熟悉，但多数人对它可能了解得并不多，我们先来看看它是怎么来的。

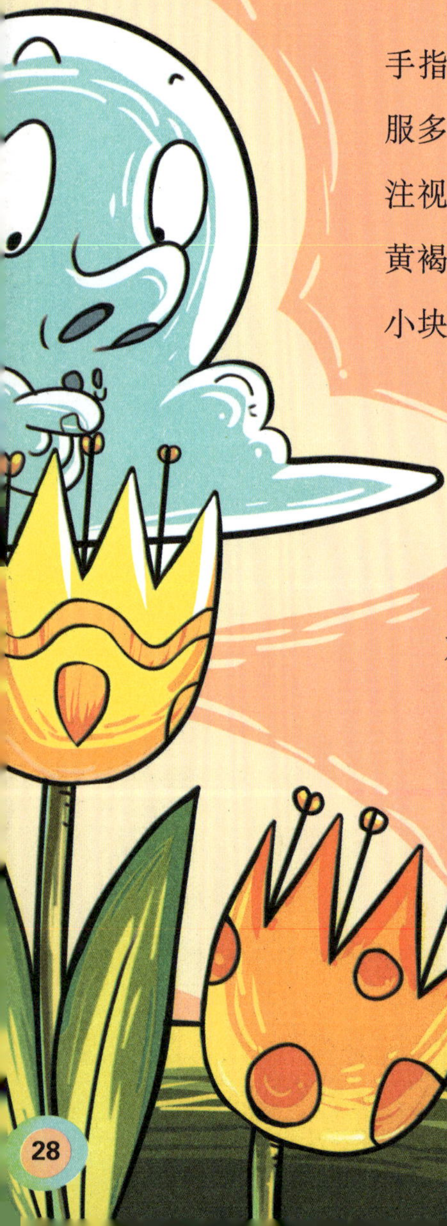

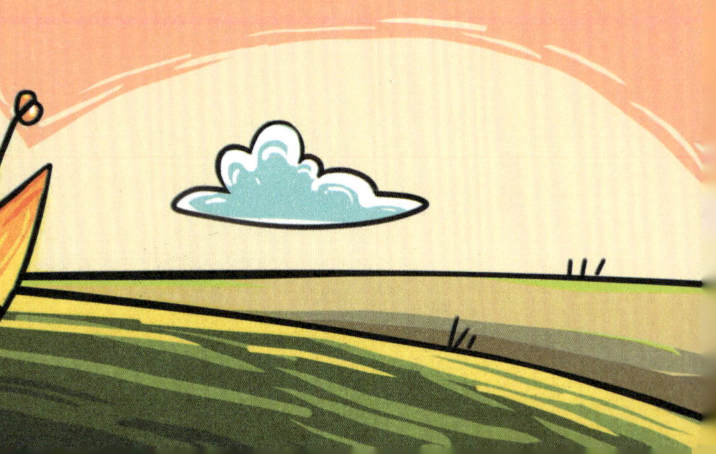

我们的鼻子每天都要不停地把氧气吸进身体里，氧气来自外面的空气。空气里除了氧气，还有很多灰尘、花粉和细菌等脏东西，这些脏东西如果被吸进身体里，是有害的。好在我们的鼻腔里有很多细细的鼻毛，鼻腔里还附着了很多黏液，它们把空气中的脏东西拦了下来，从而保障了身体的健康。

鼻腔里的黏液就是鼻屎的前身——鼻涕。那么鼻涕又是怎么来的呢？

一般人的鼻腔里面都衬着完整的一层黏膜，上面分布着很多杯状细胞，能分泌出黏液，这就是鼻涕。

鼻涕除了能粘住空气里的脏东西，还能使鼻腔里保持湿润，使吸进

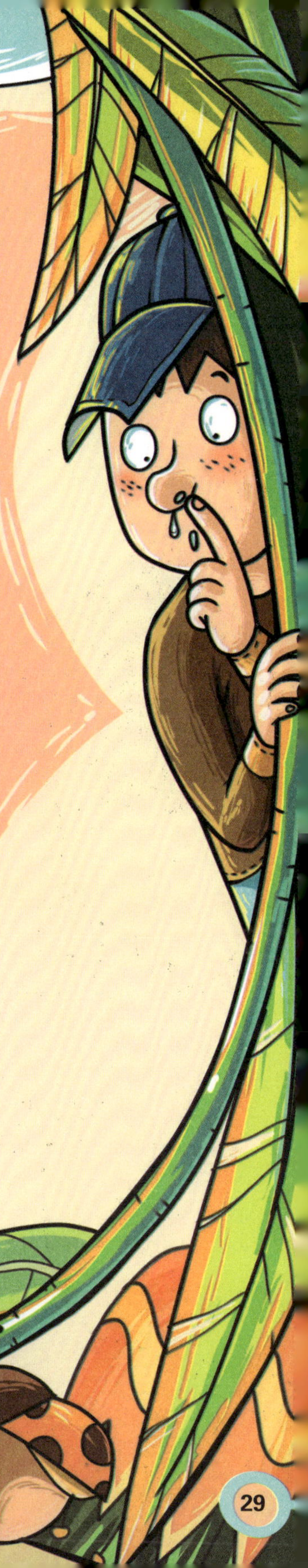

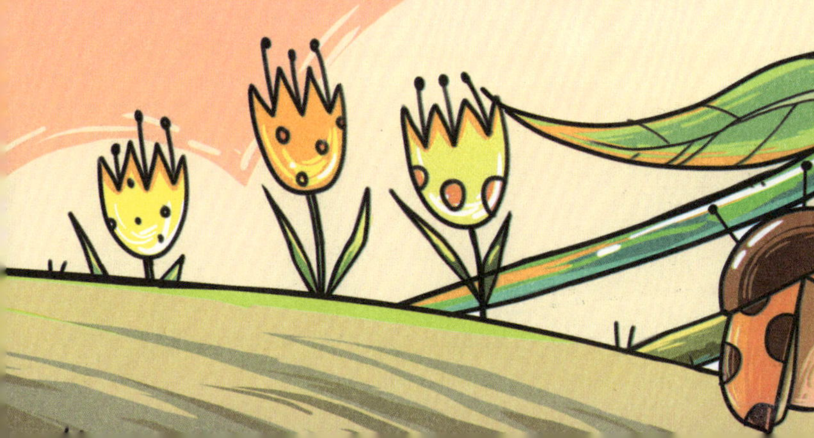

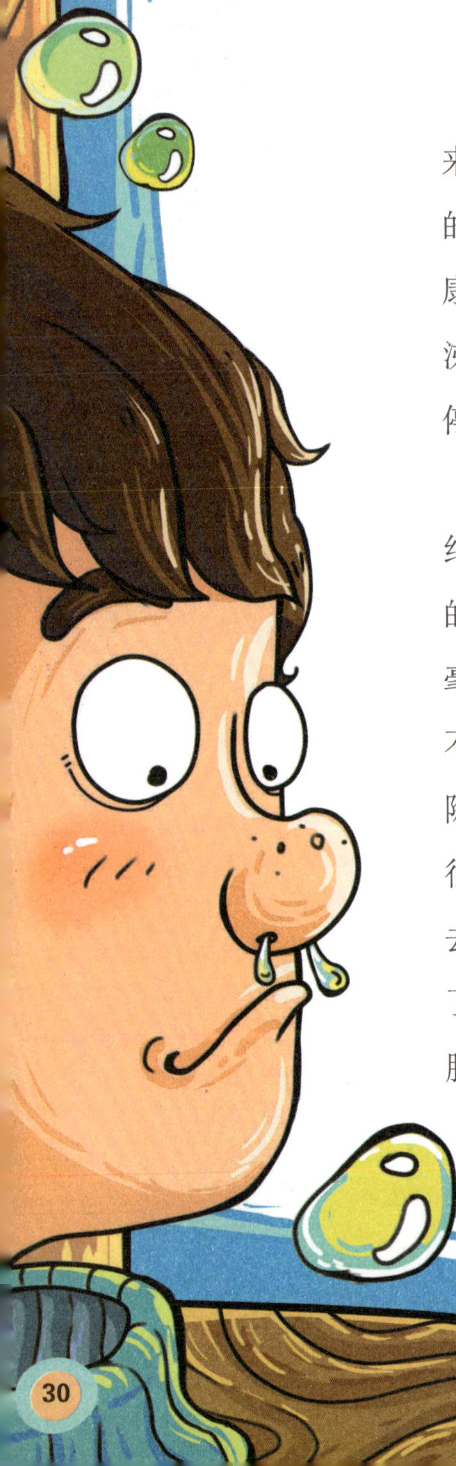

来的空气变得湿润，并且可以加热吸进来的冷空气。可以说，鼻涕为我们的身体健康筑起了一道屏障。所以，我们离不开鼻涕，鼻腔里时刻都有鼻涕，鼻黏膜也在不停地分泌着鼻涕。

一个正常的健康人每天分泌的鼻涕大约有数百毫升。小朋友可以拿起身边常买的矿泉水或饮料看一下，一瓶大约有500毫升。你可以想象得到，我们的鼻腔根本不可能容纳得了那么多鼻涕。可是，我们除了生病或者哭泣的时会流鼻涕，平常却很少流鼻涕，那么这么多的鼻涕都跑哪里去了？一小部分蒸发掉了，一小部分干结了，变成了鼻屎，大部分则被我们咽进了肚子里。

鼻腔里的鼻毛会从前向后摆动，将鼻涕送到后面的咽部。咽部之下就是食道，于是鼻涕就被我们不知不觉地咽进肚子里了。

是不是觉得很恶心？而且鼻涕粘了很多脏东西，吃进肚子会不会对身体有害呢？不用担心，这听上去虽然恶心，但是对身体却是无害的。因为鼻涕的主要成分是水，还有蛋白质、碳水化合物、无机盐和一些脱落的细胞。进入肚子后，鼻涕里的蛋白质等营养成分会被肠胃消化、吸收，而那些脏东西，胃里的胃酸足够对付它们了。所以，不会对身体造成伤害。

当我们感冒时，或者花粉过敏时，鼻涕就会变多，出现鼻塞、流鼻涕的情况，会让我们觉得很不

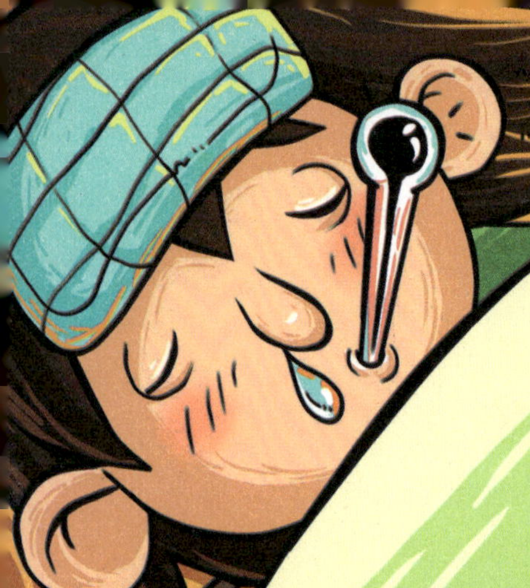

舒服，但这其实对身体是有好处的。鼻子被“塞”住了，病毒或脏东西就很难侵入我们的身体，而流鼻涕，又会帮助我们把已经侵入的病毒等赶出去。

正常的鼻涕是无色透明的，这就是我们常说的清鼻涕。当你感冒时，最初流出来的就是清鼻涕，然后鼻涕会变得浓一些，颜色开始发白，再往后鼻涕会变得更浓，颜色也变成了黄绿色。为什么会有这样的变化呢？

当你感冒时，呼吸道往往会被病毒、细菌感染，这时我们的身体就会派出一支杀毒、灭菌的军队，“战士”是白细胞，它们

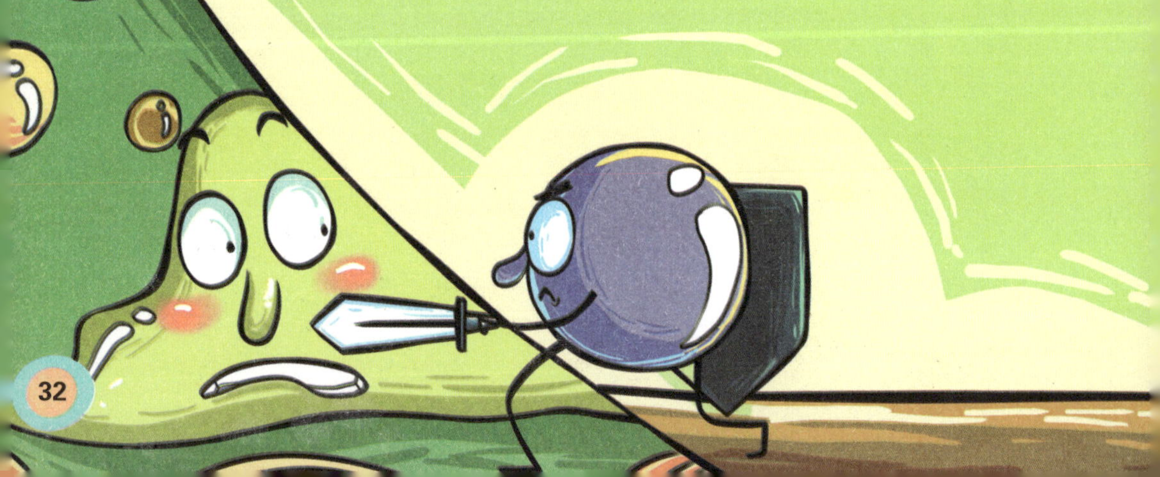

能吞噬病毒和细菌。它们的“战场”就在呼吸道分泌的黏液里。

白细胞在“战斗”时，颜色是白色偏绿色的。而感染呼吸道最常见的是金黄色酿脓葡萄球菌和绿脓杆菌，分别是黄色和蓝色的。白细胞、病菌的尸体和黏液混在一起，就形成了黄绿色的浓鼻涕。

太多的浓鼻涕积存在鼻腔里，当有流动的空气经过时，就会慢慢变干，成了鼻屎。

鼻腔里的鼻屎多了，会让鼻子发痒，甚至连呼吸都感觉不痛快。这时人们就忍不住用手去挖鼻孔，直到把鼻屎挖出来。这不仅不雅观、不文明，还可能对身体造成伤害呢。

你的指甲缝里也许看着很干净，但实际上藏污纳垢，有很多病菌和脏东西。用手去挖鼻屎，病菌和污垢便会乘机进

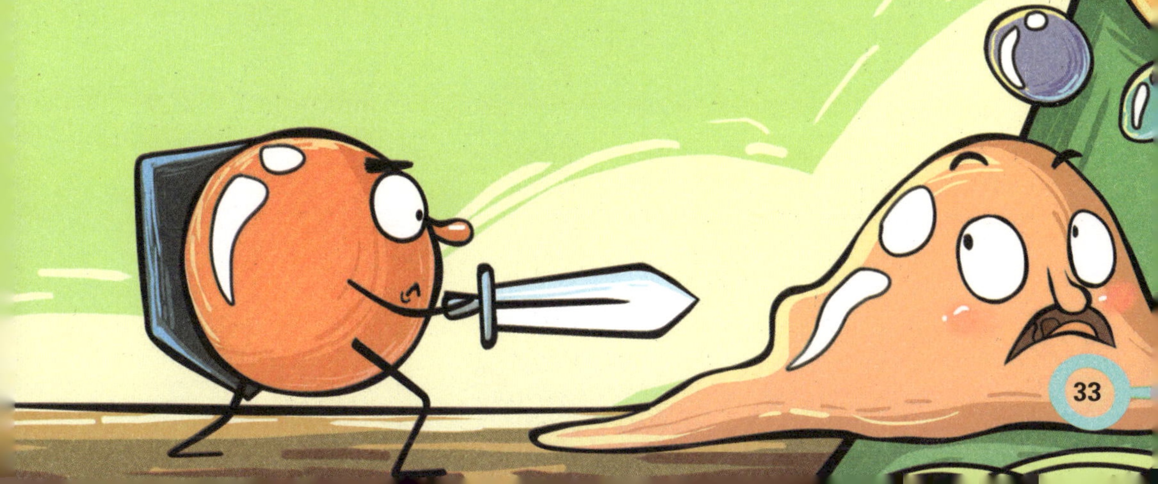

入鼻腔，引起呼吸道感染。如果你的指甲很长，在挖鼻屎时，锋利的指甲就容易伤到鼻腔黏膜，甚至把鼻子挖破，造成出血，病菌顺着伤口就进入身体了，这会导致更严重的感染，更严重甚至会危及生命！

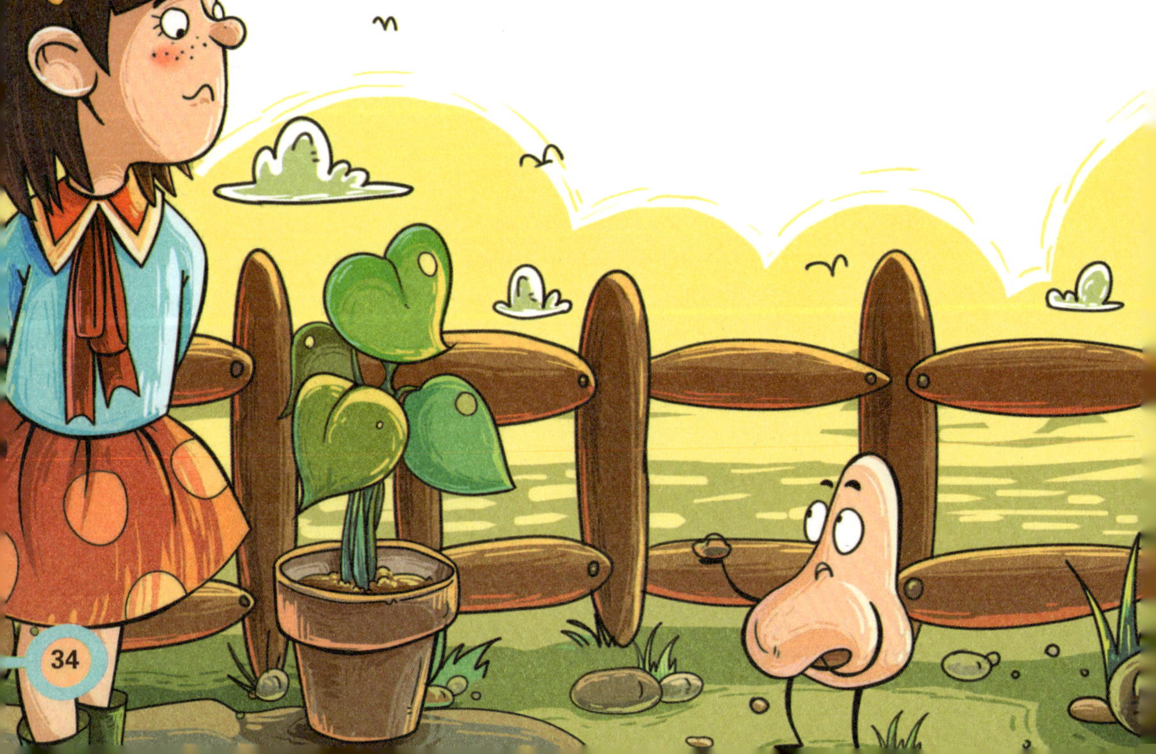

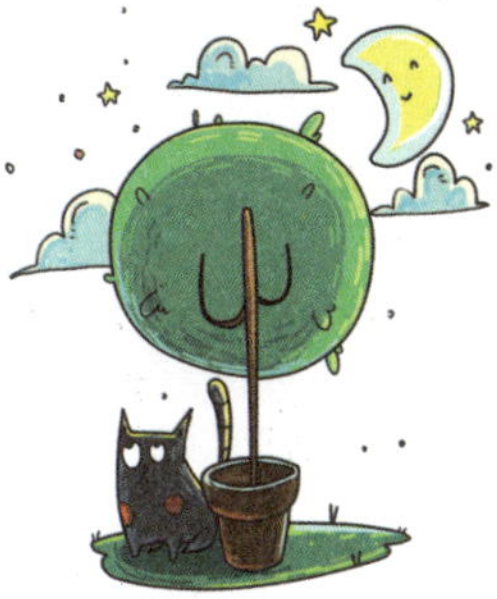

鼻涕眼泪一起流

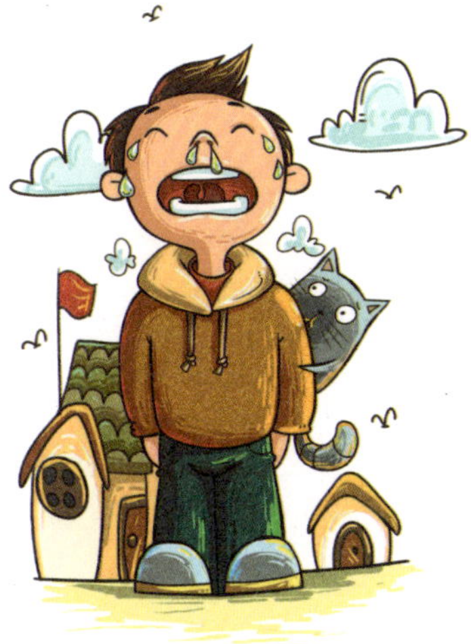

我们眼睛中的泪腺除了在睡觉时，总是在一点点地、不停地分泌眼泪来湿润眼球。我们之所以不会整天眼泪汪汪，是因为大部分泪水都顺着鼻泪管流到了鼻子里，成为鼻涕的一部分。如果你哭起来，泪腺就会大量分泌眼泪，一部分眼泪从眼角流出，大部分还是涌进鼻腔，于是就有了“一把鼻涕一把泪”。

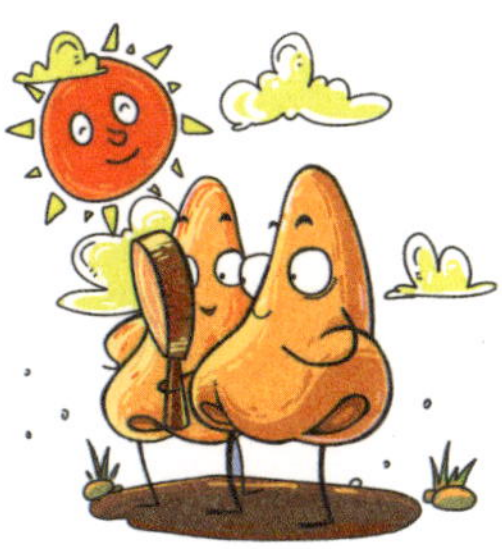

长在鼻腔里的“青春痘”

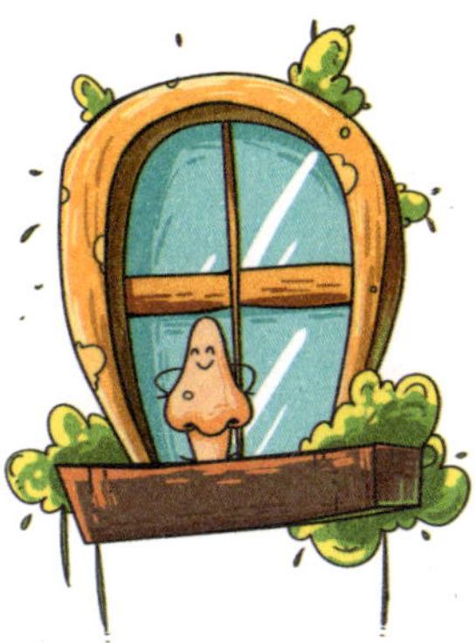

你如果在挖鼻孔时把鼻腔黏膜挖伤了，或者喜欢拔鼻毛，一旦造成了感染，鼻子里可能会长出“鼻疖”。“疖”指的是毛孔下的毛囊发炎的症状，样子看起来很像脸上长了青春痘。当然，你在上火的时候，也可能会长鼻疖。如果长了鼻疖，不要弄破它，更不能用手去挤它，否则会造成病菌感染扩散。

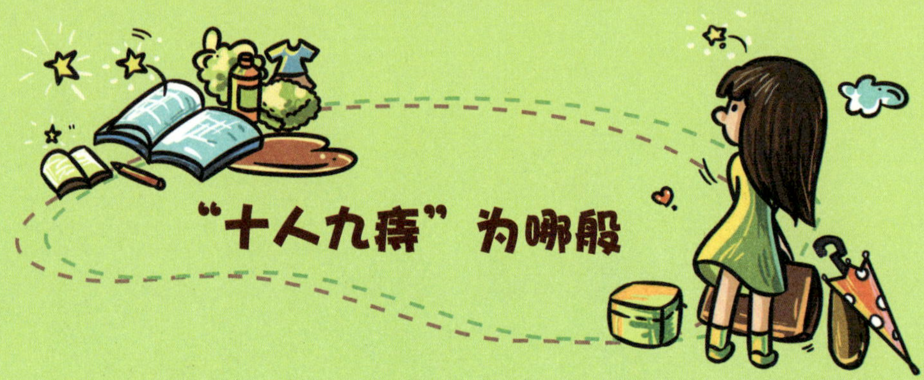

“十人九痔”为哪般

如果有一个人不敢坐下，说是屁股疼，你关心地问他怎么了，是生了什么病了吗？他却支支吾吾，不正面回答你的问题。他可能是得了痔疮，因为痔疮所在的位置而不好意思回答你。

痔疮是一种慢性疾病，它就生在肛门上。当肛门直肠底部和肛门黏膜的静脉丛肿大扭曲，也就是静脉发生了曲张，会形成一个或好几个柔软的静脉团，这就是痔疮。静脉肿大扭曲，静脉壁自然会变得很薄，所以得了痔疮的人在排大便时，静脉壁很容易破裂，引起出血。

根据位置不同，痔疮可以分为内痔、外痔。内痔长在肛门管起始处，外

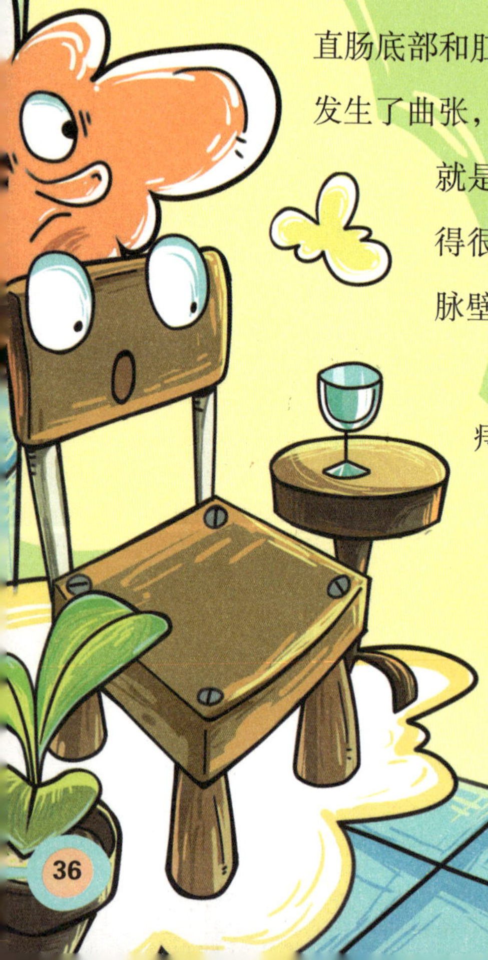

痔几乎在肛管口上。在排便时，外痔有时会脱出到肛管口外，排便后又会缩回到原来的位置。无论是内痔，还是外痔，都可能形成血栓，痔疮里的血液凝结成块，就会让人感觉很疼。

人会得痔疮，那么牛、马、狗、兔等动物会不会也得痔疮呢？答案是，这些动物从来不会得痔疮！只有人才会得痔疮，而且还很容易得，这与人的直立行走有关。人在站立时，肛门直肠是下垂的，直肠静脉中的血液从下向上流回心脏时，因为受到地球的吸引力，不容易流回去，所以肛门直肠区的静脉丛很容易淤血，造成扩张。人们如果总是长时间站立，就会患上痔疮。

患上痔疮的人很多，民间一直有“十人九痔”的说法，就是说十个人

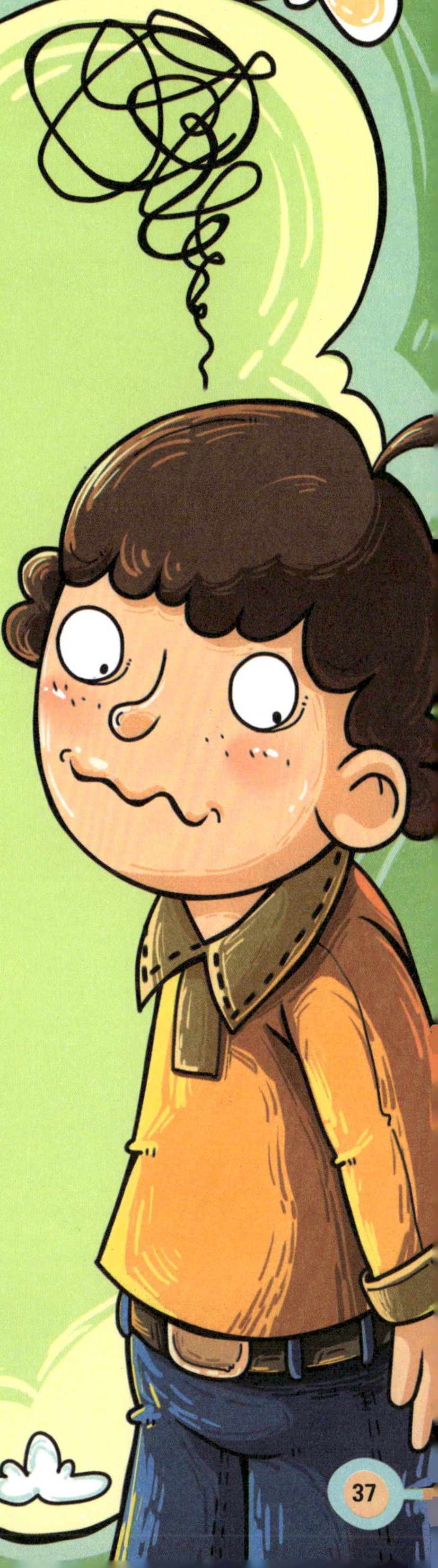

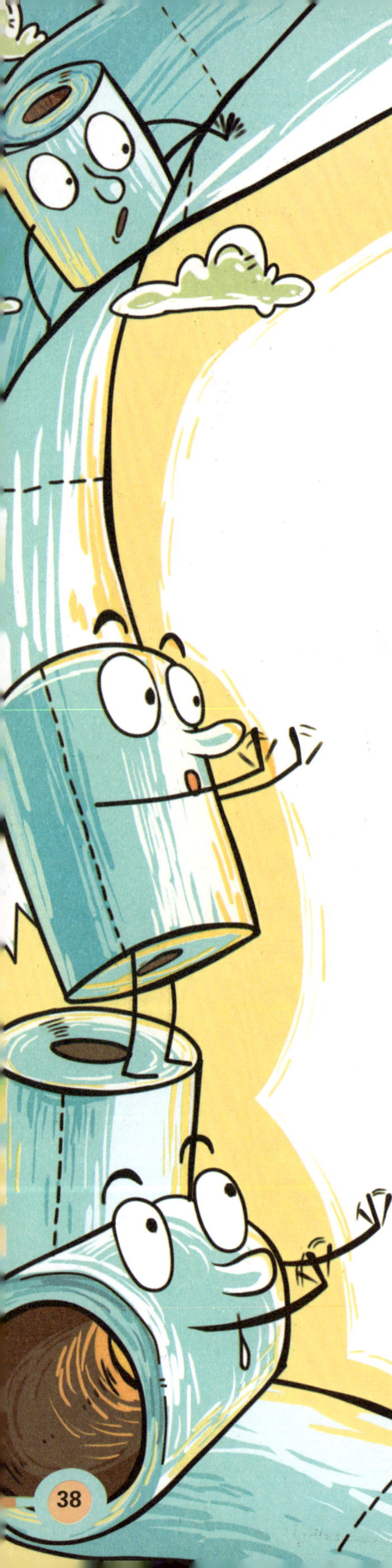

中有九个人得了痔疮。虽然这种说法有些夸张，但确实有一半以上的人有痔疮的困扰。为什么会这样呢？这很可能是因为人们的一些不良习惯造成的。

前面我们已经提到，总是长时间站立容易患上痔疮。除此之外，还有一些习惯也会使人患上痔疮。

有的小朋友在排大便时，习惯看书或者玩游戏，一蹲就是十几分钟，甚至半个小时。而人们在排大便时，血液会顺着血管集合到肛门周围，肛门内的血管便迅速膨胀起来，于是肛门会变得十分柔软并具有弹性。这样，那些粗硬的粪便在排出时就不会伤害到肛门。等人排完便，站起身来，集合在肛门周围的血液又会迅速流回去，肿胀的血管也恢复到原来的样子。

如果排大便时长时间蹲着，血液不能及时流回去，血管就会长时间处在膨胀的状态。如果经常这样做，痔疮就长出来了。所以上厕所时千万不要干别的，专心做好你要做的事就行了，最好能在3分钟之内解决问题，尽量不要超过5分钟。

还有人不喜欢运动，除了睡觉，大部分时间都是坐着的。这样

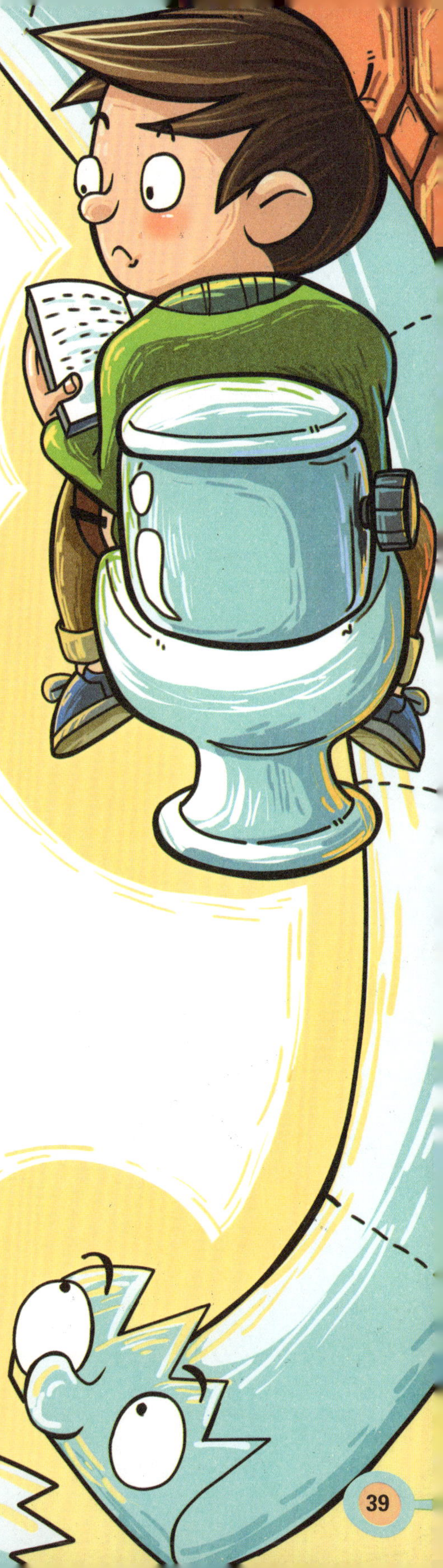

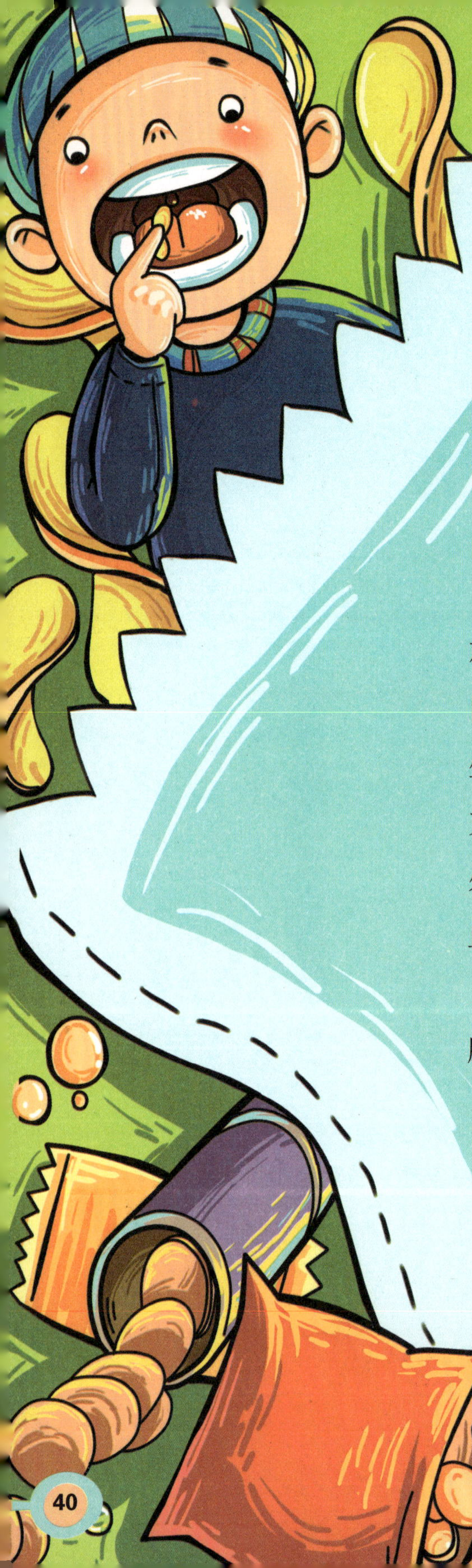

会让人的血液流通不顺畅，肛门周围的血液就不能顺畅地流回去，导致血管扩张，最后形成痔疮。

有的小朋友很贪吃，看到好吃的就要吃个肚子溜圆，而且又喜欢吃肉、辣椒什么的。这样身体内容易产生湿热，湿热下降到肛门，会使肛门充血，并且感到灼热，有些疼痛。另外还会刺激消化黏膜，使得血管充血、扩张，最终患上痔疮。

此外，心情容易激动、便秘、拉肚子等原因也会引发痔疮。

如果你不幸已经得了痔疮，也不要慌张，因为痔疮一般不会有危险。那些不太严重的痔疮，只要坚持多运动，不要长久地站着或坐着，调节一下饮食，每天定时排大便，保持大便通畅。另外，坐浴和用热水熏洗肛门也是一种有效的治疗方法，既能洗干净肛门，又能加速肛门周围的血液循环。这样坚持一段时间，自己就能治好痔疮。

但是，万一你的痔疮比较严重，用这些方法不管用了，也是很危险的，一定要重视。

得了痔疮，大便时经常出血，严重时会导致缺铁性贫血。贫血比较严重时，人会面色苍白、很容易疲惫、食欲

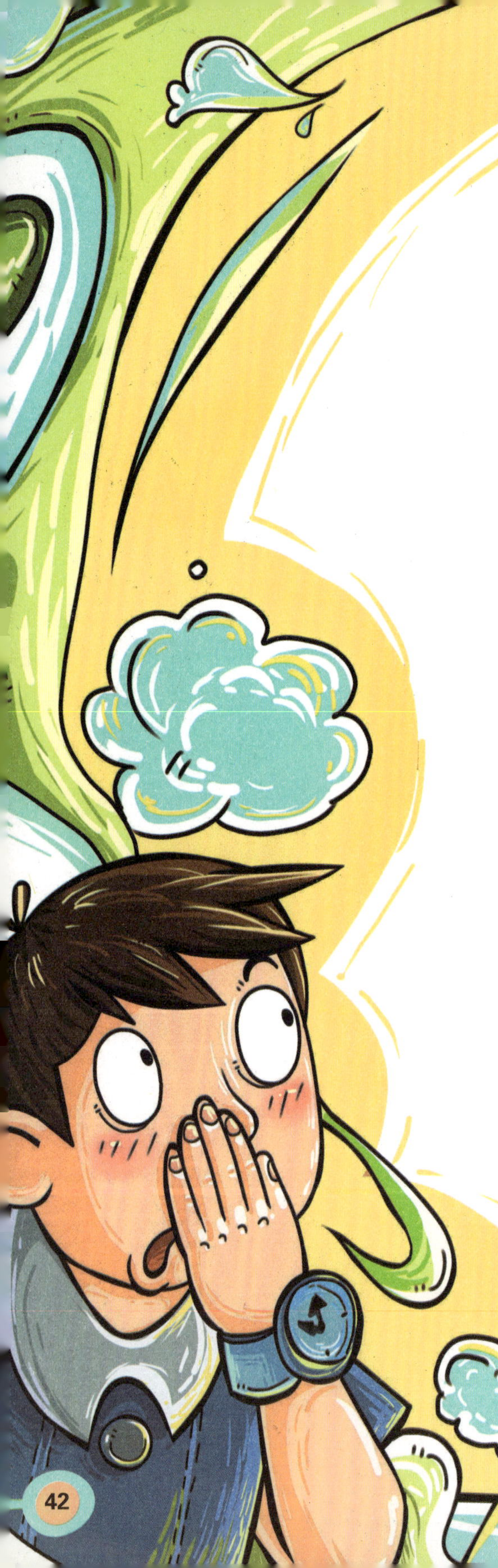

缺乏、心跳加快等，这不仅会影响到人们的生活和学习，人还会很难受。

痔疮的另一个主要症状是内痔脱出。内痔到了肛门外面，很可能会出现水肿，形成血栓，甚至出现溃疡或感染，人会感到非常疼痛，这时就需要做手术了，否则可能会引发更加严重的并发症。

所以，如果得了严重的痔疮，不要觉得不好意思，要赶紧去医院治疗。其实那么多人得痔疮，医生肯定见多了，完全不需要害羞。

身体散出的臭味

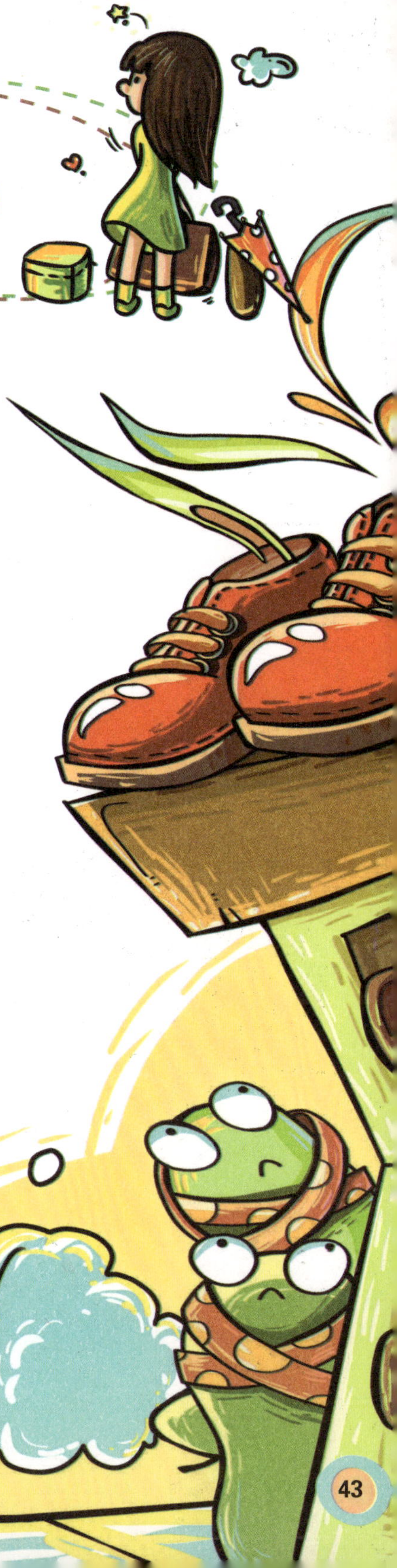

炎热的夏天，妈妈一边拎着满是汗水的衣服去洗，一边捏着鼻子说："怎么这么臭！"

"真臭，臭死了！"刚回家的爸爸脱下鞋，旁边的小朋友就一边用手扇着鼻子，一边抱怨起来，原因是爸爸的脚太臭。

不管是衣服臭，还是脚臭，都和人们身体出的汗有关，难道汗水是臭的？

原来，在人的皮肤里有许多汗腺，可以分泌出汗液。当天气比较热的时候，或是人们因运动而体温过高的时候，汗腺就会大量分泌汗液，汗就从皮肤里流出来了。这会帮人降低体温，使人

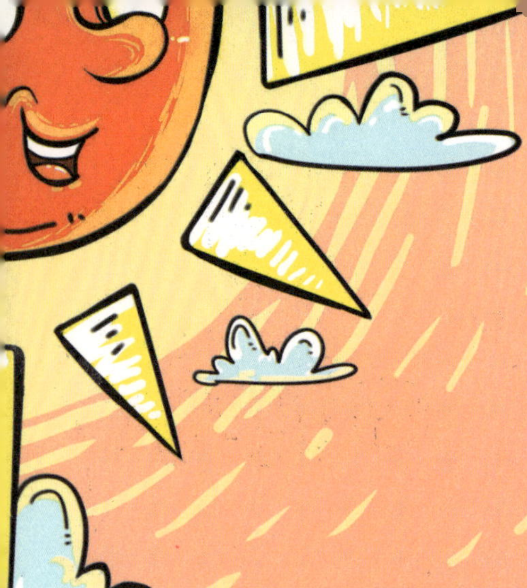

处在比较舒适的状态，从而保持充沛的体力。

汗水中近99%都是水，所以汗水并不臭。那它的臭味儿是从哪里来的呢？这是因为剩下的大约1%的汗水是脂肪、蛋白质和无机盐等物质，而这些恰恰是细菌喜欢的“美食”。我们身体出的汗，大部分被蒸发掉，“美食”则会留在身体表面，接着细菌们便纷纷聚集过来，开始分解这些物质，并产生氨和脂肪酸等物质，那种难闻的汗臭味就是氨和脂肪酸等物质散发出来的。

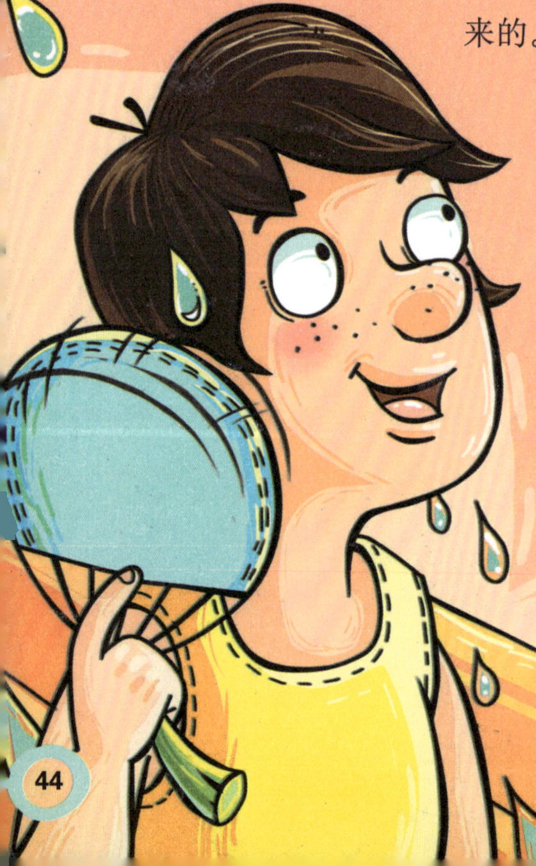

同样是汗臭味，脚臭似乎特别突出。有些人是汗脚，脚就更臭，以至于不敢在外人面前脱鞋。这是由以下几个原因造成的。

我们脚掌上的汗腺比身体其他地方多出2—4倍，所以特别爱出汗。我们的脚多数时候穿着袜子和鞋，处在一个比较密闭、不

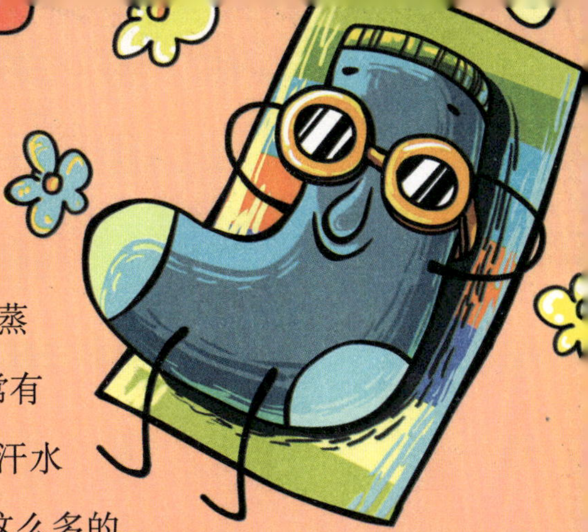

太通风透气的环境中，汗水难以蒸发出去，这种闷热潮湿的环境非常有利于细菌和霉菌大量滋生繁殖。汗水多，细菌多，臭味儿自然也多。这么多的臭味儿还被紧紧地闷在鞋子中，散发不出来，就会形成难闻的脚臭，而那些出汗比较多的汗脚就会更臭了。

为了避免脚臭，在选择鞋袜的时候，可以选择一些透气性好、吸汗的，而且鞋袜还要经常换洗，并要经常拿到阳光下晒一晒。这样，你的鞋袜才不会成为细菌繁殖的乐园！

除了汗水产生的臭味儿，人的身体还会经常散出两种臭味儿，一是口臭，一是屁的臭味儿。

当小朋友在跟同伴聊天的时候，你的同伴忽然用手掩住了鼻子，或者干脆说一句："怎么这么臭！你是不是有口臭啊？"你会不会感到非常尴尬？其实，许多人都有口臭的毛病。口臭说大不大，因为绝对没有生命危险。但是说小也不小，因为它会让你成为不受欢迎的人。

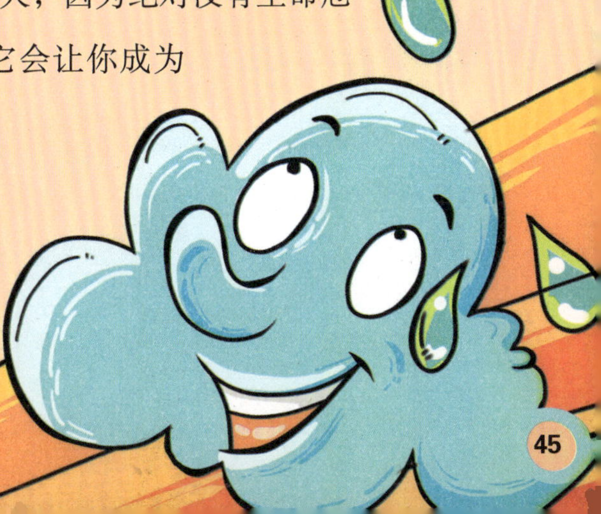

口臭，就是在说话时会从嘴里发出难闻的味道。它到底是怎么造成的呢？

有的口臭只是暂时的，比如说吃了洋葱、大蒜等刺激性食物，这时可以刷刷牙，或者吃一些让口气清新的东西，如口香糖、苹果，或者喝茶等；有的人不喜欢刷牙，吃完零食不爱漱口，口腔中便会有许多食物残渣，促使细菌生长，细菌分解食物残渣，并产生臭味，这种口臭只要改变这些不好的习惯就能去掉了；还有的小朋友看到喜欢的食物就要大吃一顿，大量食物积存在胃里，引起消化不良，也会产生口臭。这也好办，吃些助消化的药就好了。

有的口臭则是因为口腔疾病引起的，比如牙周炎、龋齿、牙髓坏死或化脓性牙髓炎等，口腔里有很多细菌，从而引起口臭。这样的情况，需要去医院治疗。

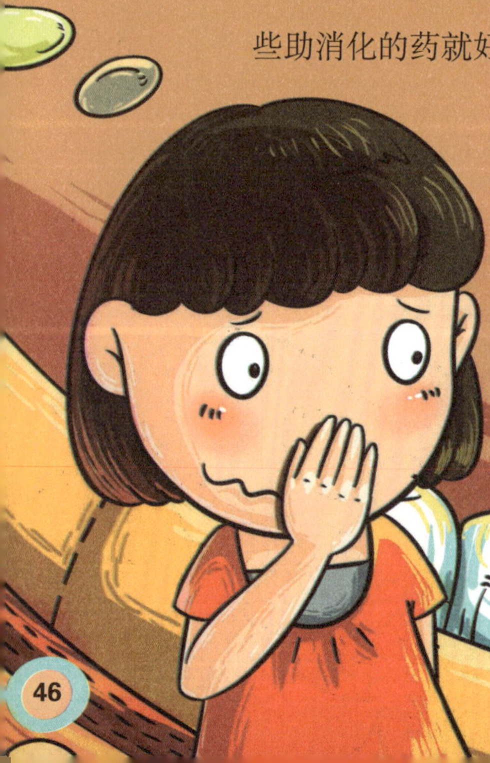

还有的口臭其实不是从嘴里发出来的，即使闭嘴不说话，臭味儿还是会从鼻子里发出来，这是因为体内疾病引起的，化脓性扁桃炎、胃炎、尿毒症等都会导致口臭。如果是这种情况，一定要及时去医院，对症下药。

放屁虽然不太雅观，尤其在人多的地方放屁，更让人难堪。但人人都是要放屁的，放屁其实是肠道正常运行的一种表现。在肠子里有许多气体，肠子不停地在蠕动，把气体往下推，最后气体会从肛门排出来，这就是放屁。那么，肠道里的气体是从哪里来的呢？人们吃进肚子里的食物在消化道里被消化，因为消化道内正常菌群的作用，会产生许多气体。

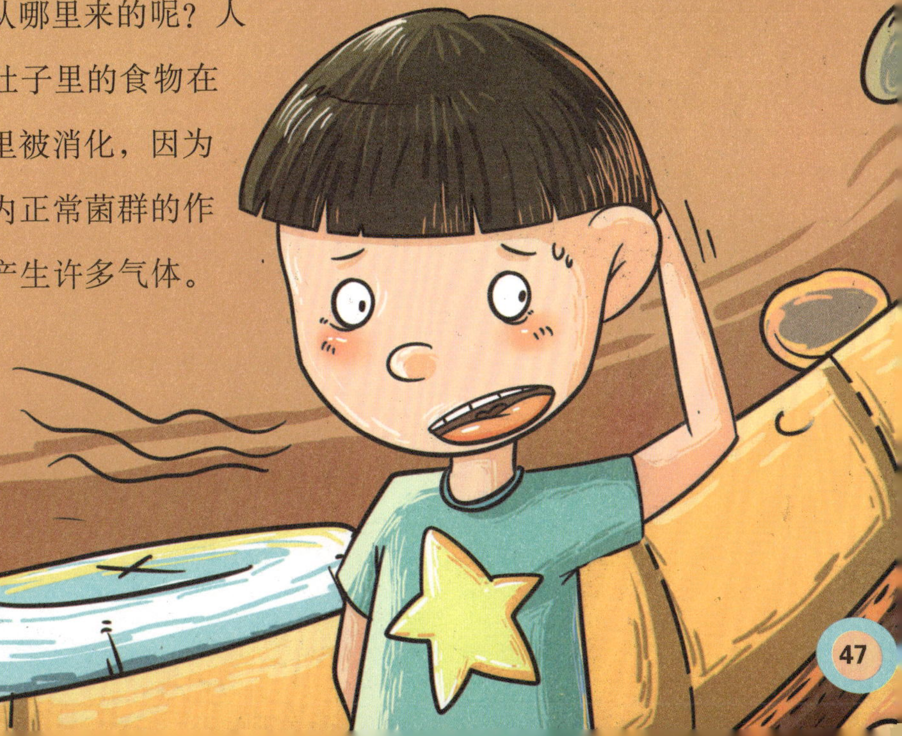

气体在从肛门往外排的时候，因为肛门括约肌的作用，有时就会产生响声。

肠道里的气体在到达肛门前，先要经过大肠。大肠在消化道的最末端。食物在经过胃和小肠的消化吸收之后，大部分营养被吸收掉了。大肠接收的就是最后的剩余物，大肠会吸干剩余物里90%的水分，以及盐和维生素K等养分。大肠里有很多细菌，能帮助消化食物，但同时也会产生许多有害气体，以及臭味。经过大肠的“熏陶”，肠道里的气体就变臭了。

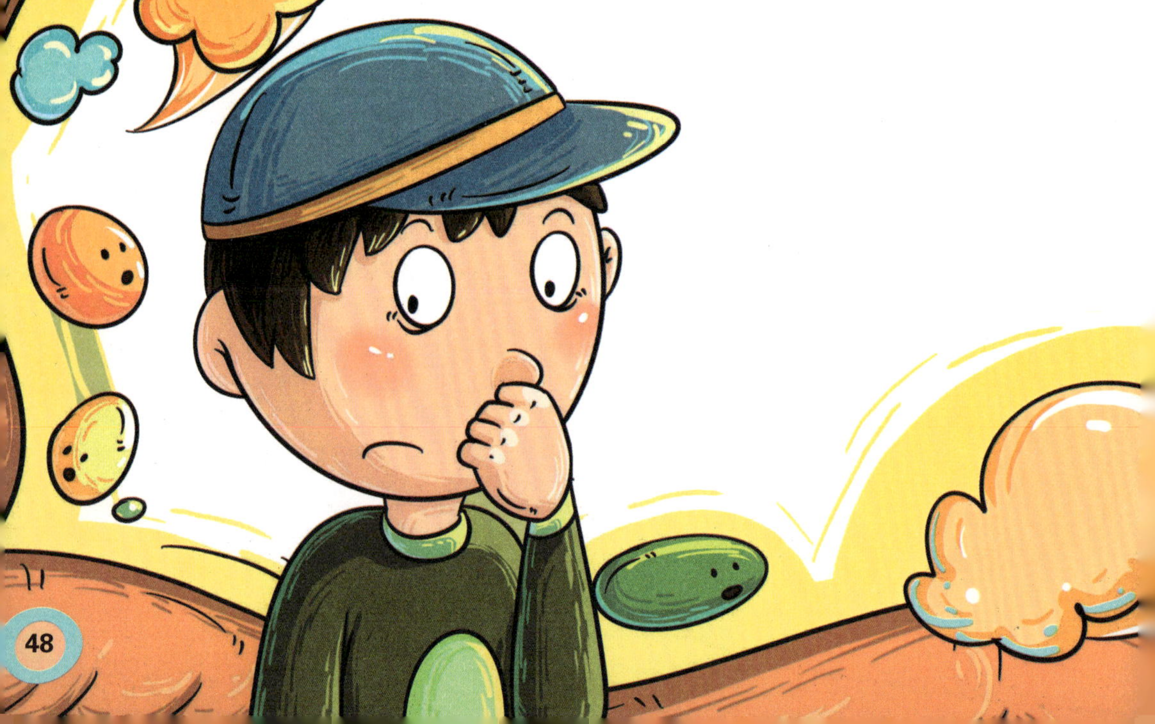

有些爱面子的人，经常忍屁不放，宁愿憋红了脸，也坚决不松那一口“气”。可是，那些气体是有毒的，没有被排出来，就只能积存在大肠里，与来到大肠黏膜里的血液进行气体交换，并随着血液流动，再寻找其他途径把毒排出去。这不但增加了身体负担，还很可能造成身体慢性中毒，引起腹胀、消化不良、精神不振、头晕目眩等问题。

所以人们常说“有屁就放”，尽管粗鲁，但还真是很有道理。

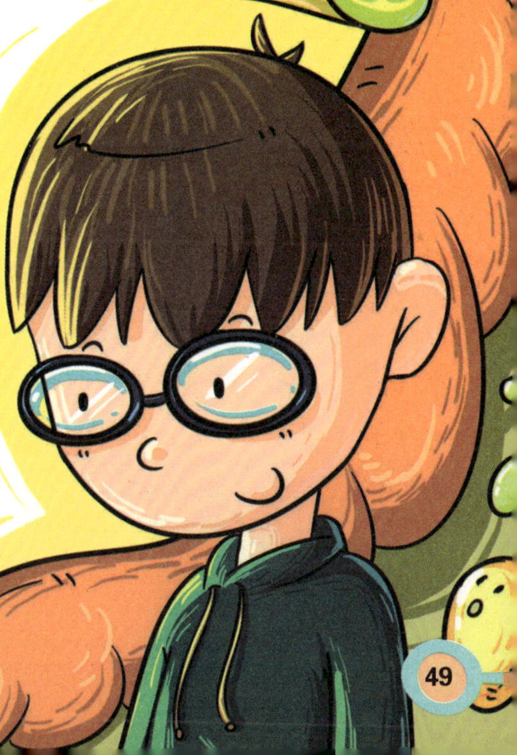

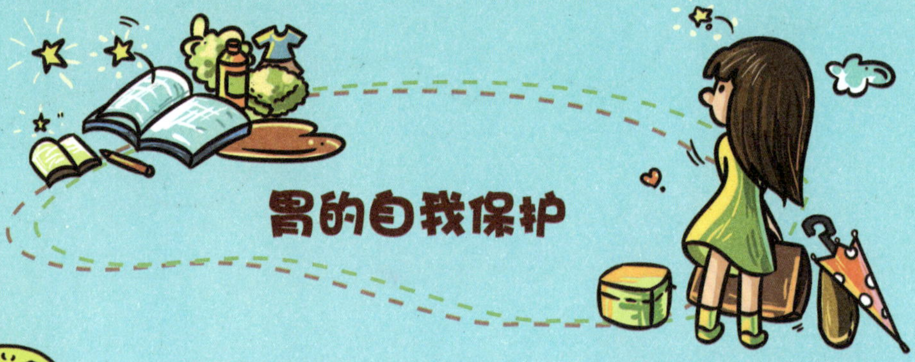

胃的自我保护

当你感到饿的时候，肚子里会发出“咕噜，咕噜……”的声音，这声音其实是胃发出来的。

胃，是我们重要的消化器官。我们吃的食物，首先要经过胃的消化和加工，才能被身体吸收，最终变成身体可以利用的物质，这样我们才会精力十足，显得生气勃勃。

胃在腹部的左上方，形状就像一个葫芦。它的上方和下方各有一个口，上方的口与食道相通，名字叫“贲门”，从嘴里吃进去的食物，先是进入食道，再从贲门进入胃里。下方的口与小肠相连，名字叫“幽门”，食物在胃里经过加工后，就从幽门进入小肠。

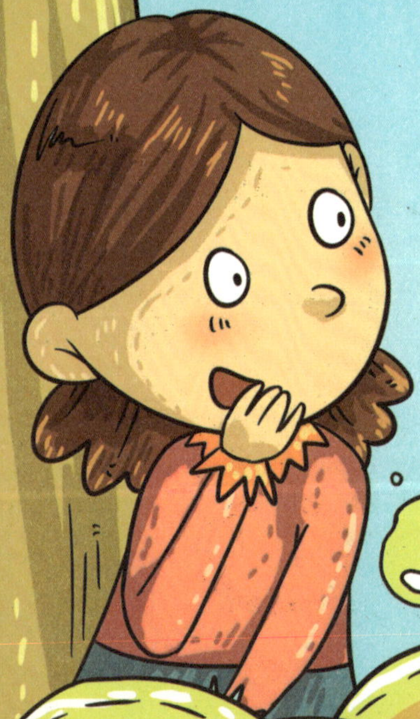

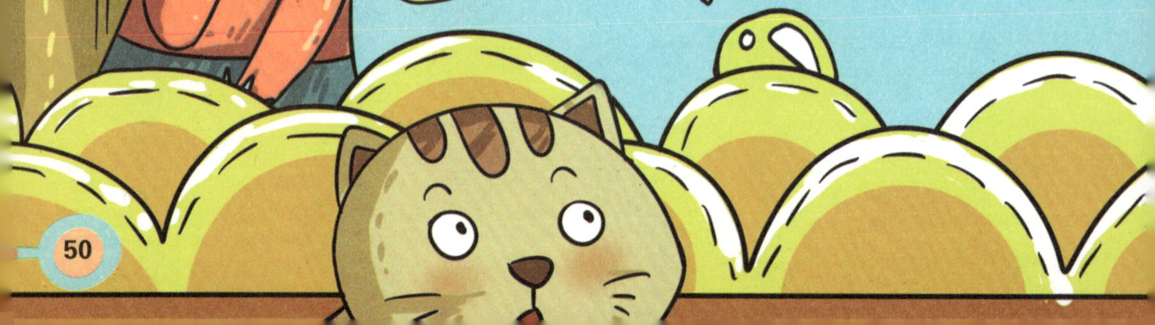

我们吃完了饭，食物进到胃里，贲门关上了，而幽门还没有打开。这时，胃就开始进行着一伸一缩的揉搓运动。胃运动的速度很慢，每分钟3次。同时，胃壁上分泌出胃液，将食物混合磨碎，变成糊状物。

胃是靠什么来消化食物的呢？这个问题在200多年前，这可是困扰所有人的一个问题。那时，人们还不了解胃消化食物的功能和方法，所以做了一些猜测，而且众说纷纭。人们认为胃是有牙齿的碾磨，或者是发酵桶、大蒸锅等等。

1822年6月2日，一个名叫圣马丁的加拿大人，因猎枪走火把胃打穿了。圣马丁伤势

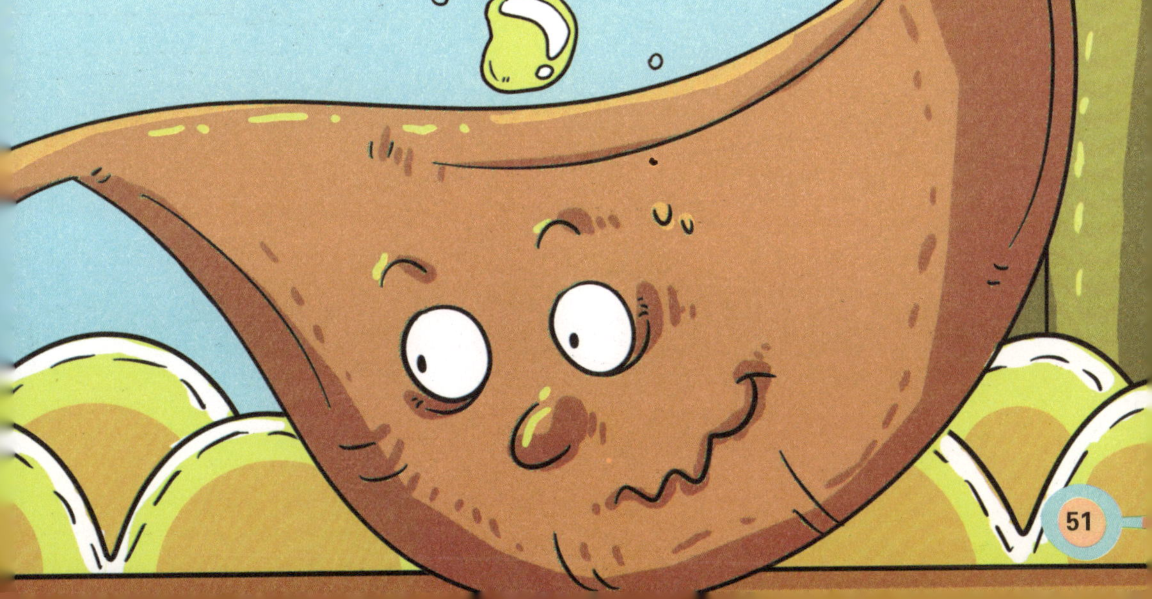

严重，美国著名军医鲍蒙特对他进行了抢救。因为当时医疗条件的限制，鲍蒙特只能将圣马丁的胃壁与肚皮缝在一起，露出一个通往胃里的洞，并用纱布盖住这个洞。这相当于在圣马丁的腹部留下了一个可以观察胃的小“窗口”，鲍蒙特利用这个有利条件，一方面观察病情，一方面观察研究胃的活动。鲍蒙特观察到：胃会缓缓分泌出胃液，而胃液中含有大量盐酸，不仅具有很强的杀菌作用，还有很强的腐蚀作用。如果把一块肉放进胃里，大约需要2个小时就被消化掉了。

后来，鲍蒙特写了一本关于胃液和消化生理的专著，对医学作出了杰出贡献。

由此，人们才明白，胃酸是使食物得以消化的重要媒介。盐

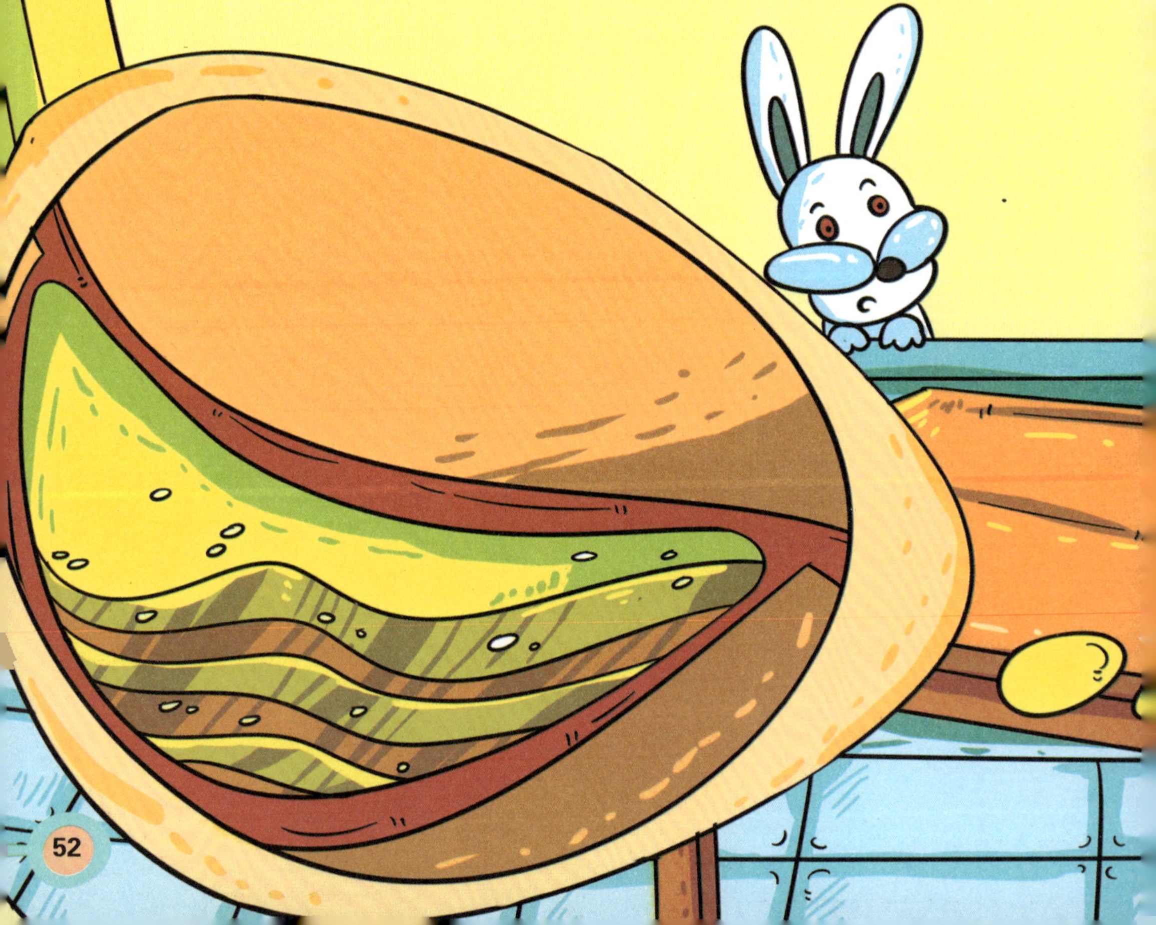

酸是一种腐蚀性很强的液体，胃液的盐酸浓度虽然只有标准盐酸的5%，但是腐蚀消化能力却相当惊人，连铁钉都能溶化掉。

经过科学家的研究，现在人们已知道胃消化食物，除了靠盐酸，还要靠胃蛋白酶和黏液。胃蛋白酶能分解食物中的蛋白质。黏液能将食物包裹起来，不但起到润滑的作用，还能保护胃黏膜，使食物不会伤害到胃黏膜。胃里的盐酸、胃蛋白酶和黏液联合起来，几乎一切食物都能被它们消化。

既然胃能消灭一切食物，为什么不能消化掉自己呢？其实，早在100多年前，法国著名生理学家克劳·伯纳已经提出了这个问题，这曾在很长时间里一直是个谜。

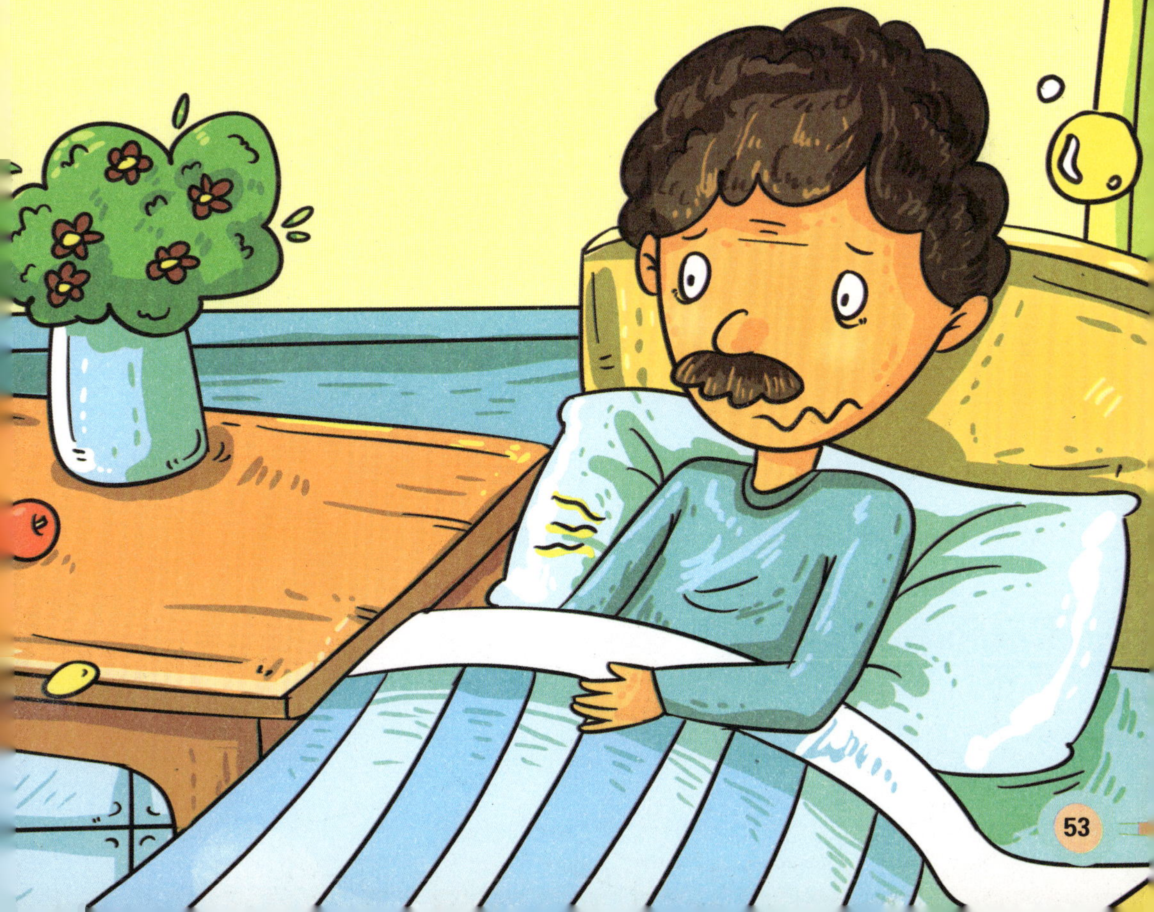

后来，科学家们经过研究终于发现，胃细胞能够合成和分泌一种物质，叫做“细胞保护因子”，正是因为这些物质的特殊作用，我们的胃才没有被自己消化掉。让我们来看看这些保护胃的“勇士”有哪些吧。

第一种细胞保护因子是前列腺素，对胃肠道黏膜有明显的细胞保护作用。另外，胃肠道还能分泌许多肽类激素，它们一边调节着胃肠道的分泌、运动、吸收等，一边也起着细胞保护作用。这些“勇士”的名字虽然有些拗口，却非常尽忠职守地坚守着自己的岗位。

胃没有被自己消化掉，还因为一个很重要的原因，就是胃壁细胞能够经常更新。老细胞不停地从胃壁表面脱落，新细胞又迅速补充进来。

美国密西根大学医学系的德本教授曾经对胃进行过很多研究，他估计，每三天胃黏膜层就会全部更新一次。所以，胃的内壁即使受到侵害，也能在几小时内完全修复。

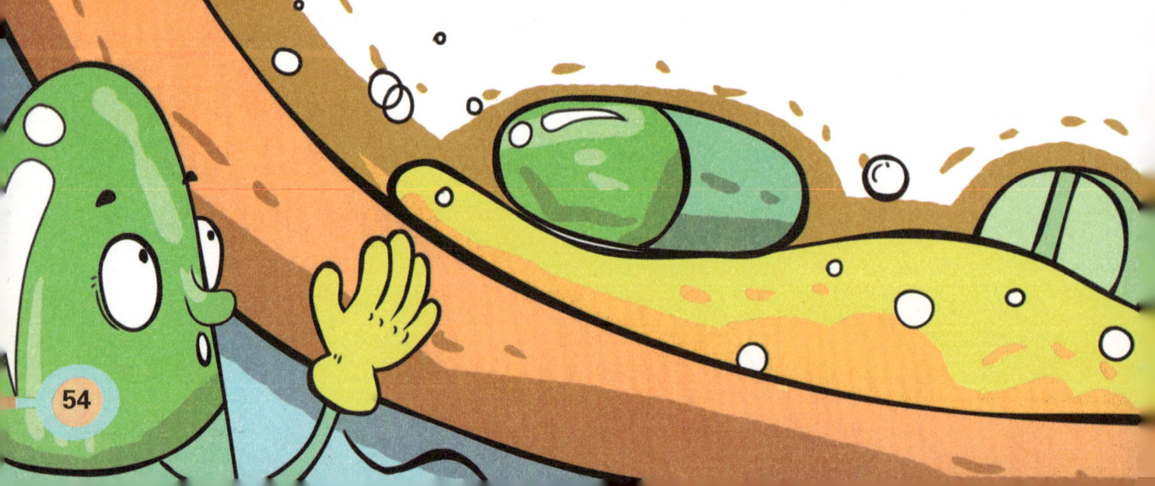

所以在正常条件下，胃不能把自己消化掉，但如果胃里产生的胃酸过多，或者空腹吃药，胃壁受到损伤，胃就会开始消化自己，从而出现胃溃疡等疾病。

除了面临被自己消化的危险，胃还面临着其他一些危险。因为我们是杂食性动物，酸甜苦辣、冷饮热食和鱼肉蔬菜等等，什么东西都会吃！这些食物的温度和酸碱度相差非常大，会对胃造成很大危险。如果我们不注意，因为一时贪嘴，就会让胃受罪。

如果小朋友们总是不停地吃零食，胃就只能不停地工作，就会导致疲劳过度；如果小朋友一时吃的食物太多、太杂，胃不能及时把这些食物消化掉，就会撑得难受；如果小朋友不注意吃了变质的食物，胃也会不适

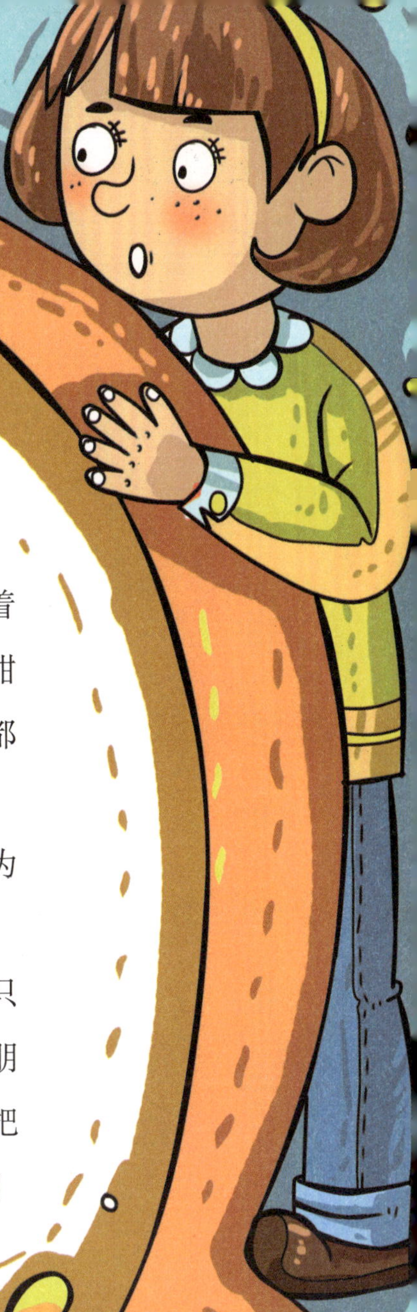

应……

这些情况都会让胃很难受，它会开始反抗，并启动自我保护机制，把食物重新挤回食道里。这时，你就会觉得很恶心。有时，胃里剩下的食物被消化得差不多了，那么反流进食道的食物会重新进入胃里，恶心的症状就消失了；有时，情况会比较严重，恶心之后出现干呕，紧接着反流进食道的食物就会从嘴里吐出来，甚至胃里所有的食物都会被吐出来。

呕吐是非常难受的！你还会贪嘴吗？

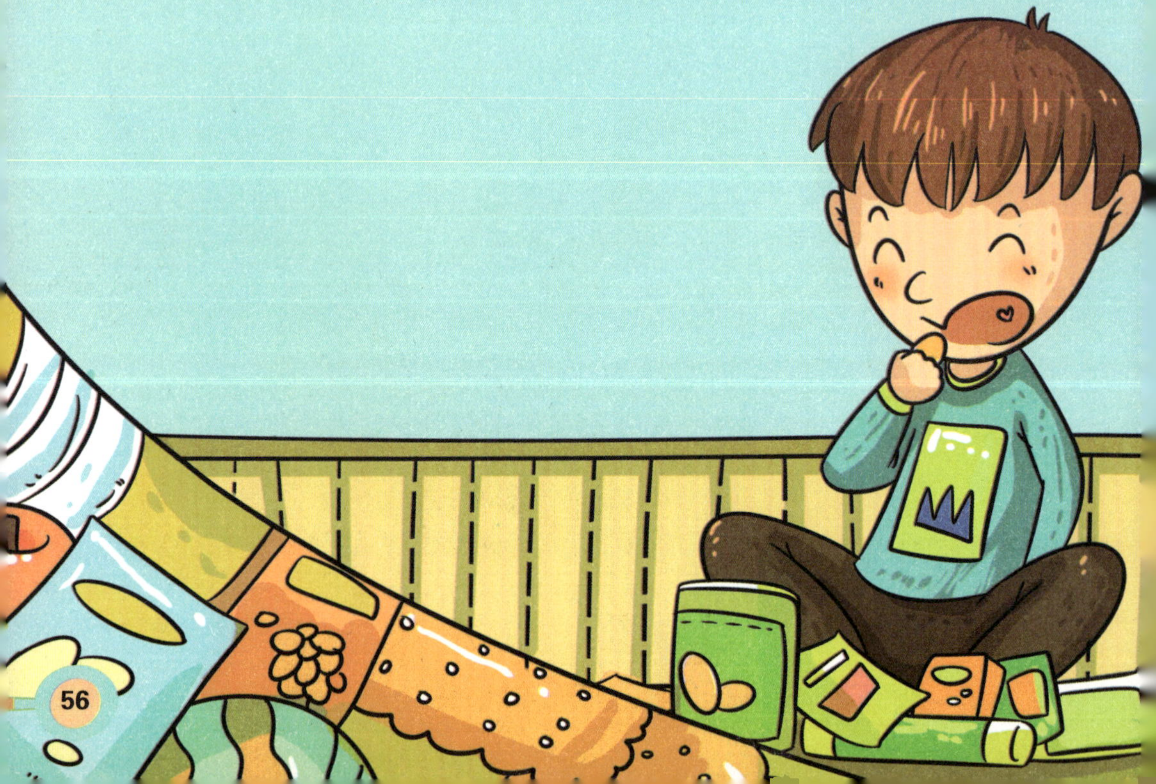

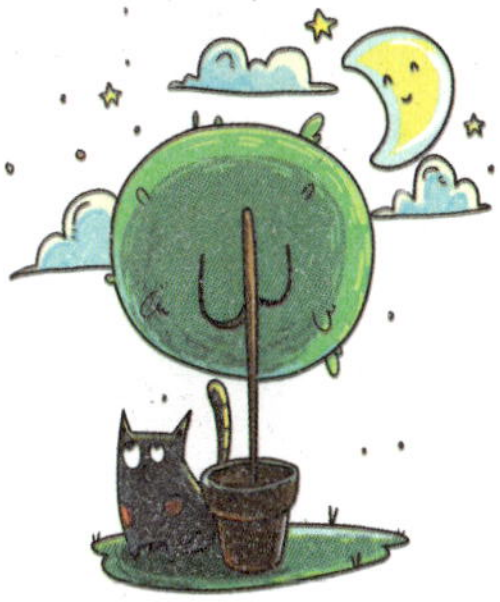

肚子为什么会叫？

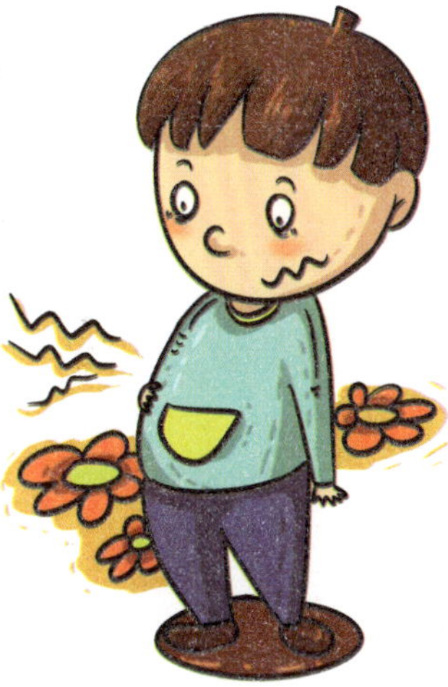

当人们感到饿的时候，胃里会发出咕噜咕噜的叫声。这是因为，当胃里的食物排空后，胃就开始收缩，向人们发出应该吃东西的信号。虽然胃里没有食物了，但胃液会继续分泌，而且胃里还存在一些气体，当胃剧烈收缩时，胃液和气体就被挤压揉捏，就像我们洗衣服，如果衣服中包着一些空气，揉搓时，也会发出像咕噜咕噜一样的声音。

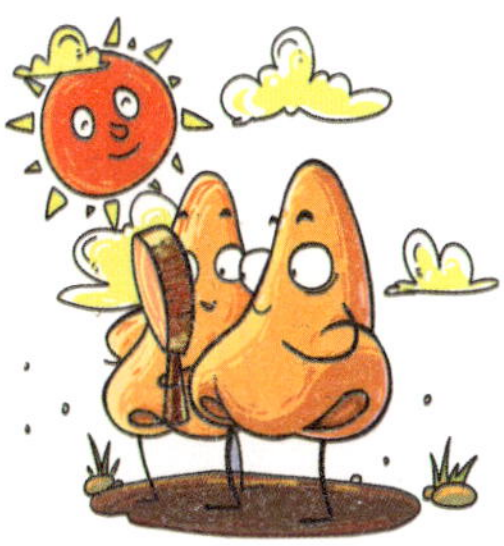

容易“受伤”的胃

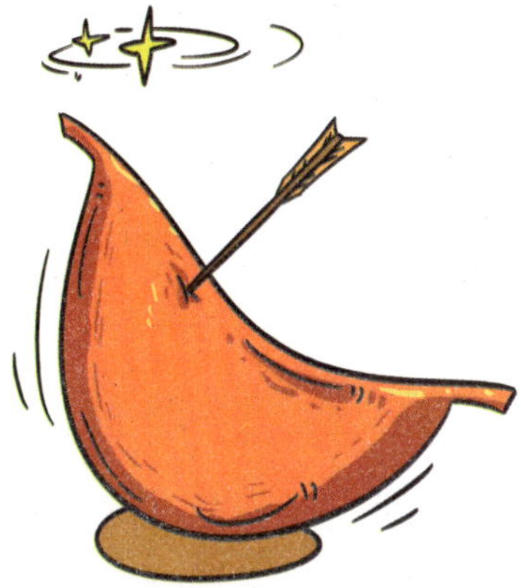

一个人生气时，胃会很容易受到影响，不能产生足够的消化液；胃的肌肉不会适当地收缩、蠕动；胃的出入口也不能有规律地开关。这时，人就会没有食欲，吃不下饭。恐惧时，人的脸色会变白，胃壁也苍白起来；紧张时，胃酸会分泌过多，胃壁被腐蚀，容易形成溃疡；忧愁时，胃液的分泌会减少，人也不想吃饭。

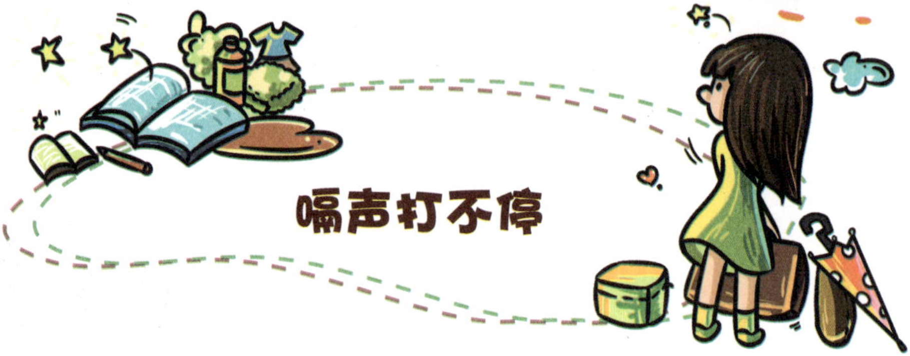

嗝声打不停

在老师的讲课声中，大家突然听到一声响亮的打嗝声。老师显然也是一愣，停了下来。老师停了一两秒钟，正要准备继续讲课，突然又听到：“嗝，嗝，嗝！”一连三声，十分响亮。大家顿时哄堂大笑。一个男生站起来，满脸涨红，结结巴巴地说：“那个——不好意思，我——中午吃得——嗝——有点多——嗝——”

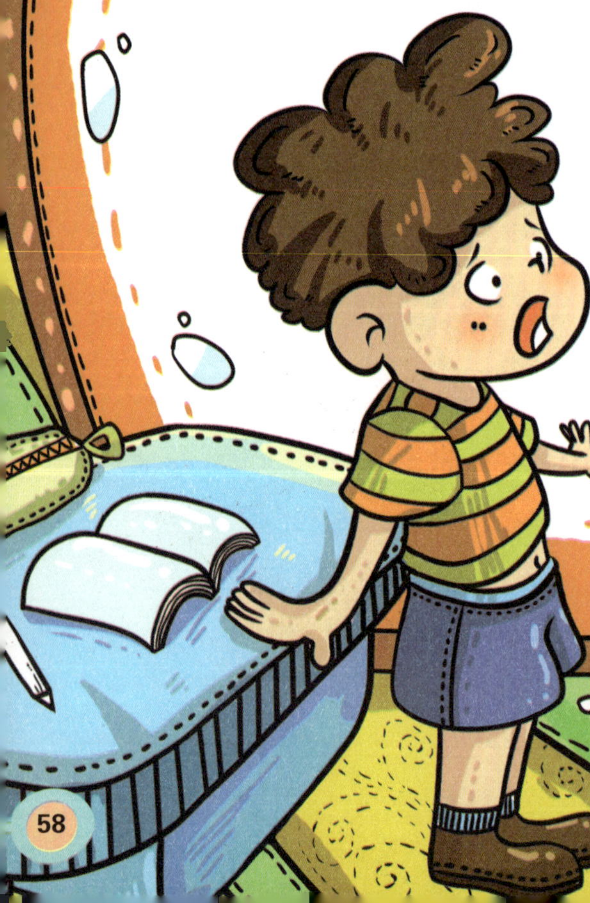

每个人都有过偶尔打几声嗝的经历，如果吃得太饱，吃饭时吃得太快、太急，或者喝水喝得太多，又或者吃了什么刺激性的食物，

都可能让你打起嗝来。不仅小朋友会打嗝，大人也会打嗝，甚至连还在妈妈肚子里的胎儿也会打嗝！那么，人为什么会打嗝呢？

打嗝是一种正常的生理现象，一般来说与膈肌有关。膈肌位于我们的肋骨下方，在胸腔和腹腔之间，是一个厚厚的肌肉隔膜，形状有点像帽子，把我们的胸腔和腹腔分隔开。与身体的其他器官一样，膈肌上也分布着神经和血管。当我们吃得太饱或者喝了太多的水，胃会胀大，能顶到膈肌。膈肌受到刺激，会通过神经把信息传递给大脑，大脑会立即对膈肌发出指令，使它出现阵发性和痉挛性收缩。膈肌收缩时，声

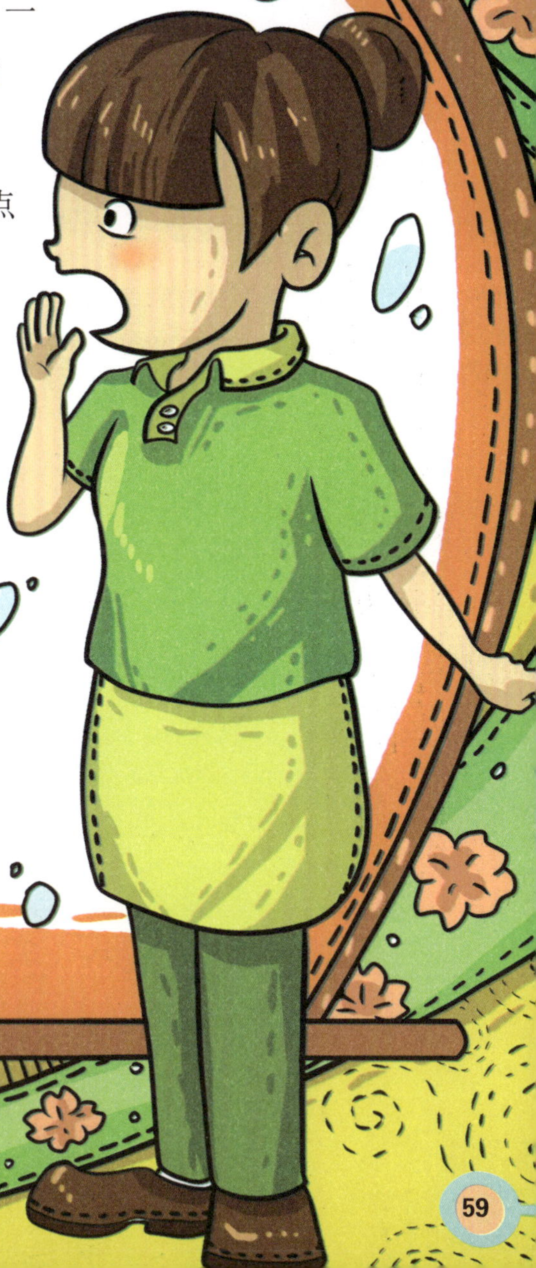

门闭锁，空气迅速流入气管里，发出一种特殊的声音，这就是打嗝。

如果吃了大蒜等刺激性食物，会让胃不舒服，引起消化不良，而消化不良往往会导致胃胀，使胃顶到膈肌，于是就开始打嗝了。这时，我们就要少吃或不吃刺激性食物，还要注意胃的保养。

前面还提到了，在妈妈肚子里的胎儿也会打嗝。胎儿又不需要用嘴吃东西，怎么也会打嗝呢？其实，就跟大人在吃东西一样，胎儿会在妈妈的体内不断地吞食羊水。这是因为胎儿的肺部还没有发育好，在吞食羊水的同时，胎儿可以练习肺部的呼吸，以便在出生后能像大人一样正常呼吸。胎儿吞食羊水，使胃胀大，打嗝也是很正常的。

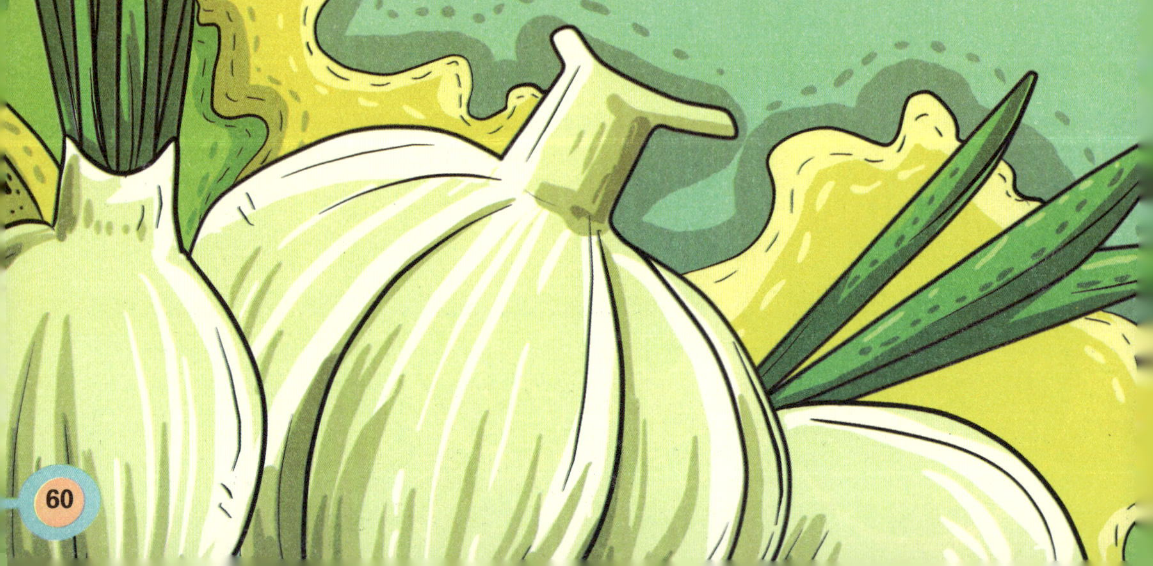

正常情况下，打嗝只需要几分钟就会停下来，所以大家都不把它当回事儿。但是万一你停不下来，又正好赶在上课的时候，这下你一定会成为万众瞩目的焦点，尴尬自是免不了的。这时，你一定很想打嗝能赶紧停下来吧，那就来学几招吧。

你可以放松一下，深深地吸一口气，不要立即呼出去，要憋住这口气，时间越长越好，憋不住时，再慢慢呼出去。这样反复做几次，你的膈肌就能休息一下，不再打嗝了。

你还可以喝点温热的水，一下喝一大口，再分几次咽下。如果暂时找不到温热的水，也可以弯下腰去喝水，喝几口后再慢慢咽下，并保持这个姿势1—3分钟。胃本来与膈肌离得很近，弯腰可以使胃更加靠近膈肌，胃是温暖的，可以让膈肌变

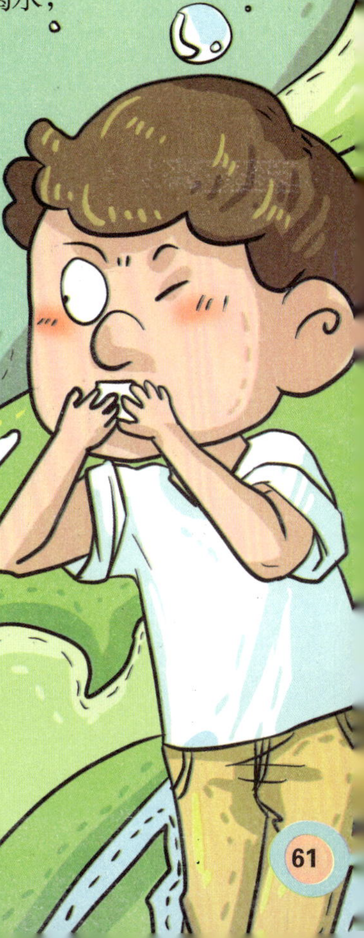

暖放松，不再痉挛，这样打嗝自然会停下来。

你打嗝时，有人会突然从你背后拍你一下，或者突然在你耳边大喊一声，使你吓一大跳。你或许会很生气，随后又惊喜地发现打嗝停止了。这是因为惊吓是一种强烈的情绪刺激，可以传到大脑皮下中枢的神经，抑止膈肌痉挛。注意了！这种方法千万不能对有心脏病或高血压的人使用哦！

还有一种简单的方法，就是用双手紧紧捏住左右耳垂，并慢慢地向下拉动，打嗝也可以停止。

有时，胃里进入了很多气体，也会引起打嗝。当小朋友喝了一些可乐、雪碧等汽水时，就会不由自主地打几个嗝。这是因为这些汽水

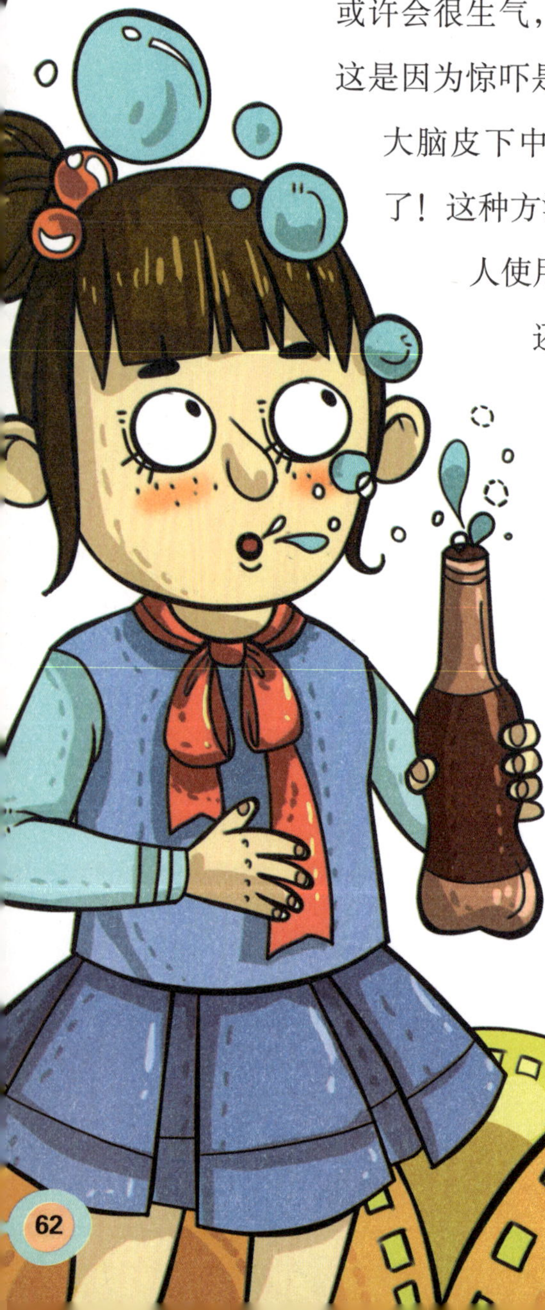

都是富含二氧化碳的饮料，喝进肚子里后，溶解在饮料里的二氧化碳会跑出来，然后我们会通过打嗝把它们排出身体。

另外，人们吃饭时每一次吞咽，都会把一些小的气泡带进胃中。而且当胃遇到不好消化的豆类、花椰菜和水果等食物时，也会产生气体。这些气体有的会进入小肠、大肠，有的就会以打嗝的方式放出去。

像这样的打嗝，只要把气体排出去，都会很快停止。

有的人打嗝，不光饭后打，饭前也打，而且总也止不住，打嗝时还伴随着难闻的味道，那他很可能是生病了，要赶紧去医院。

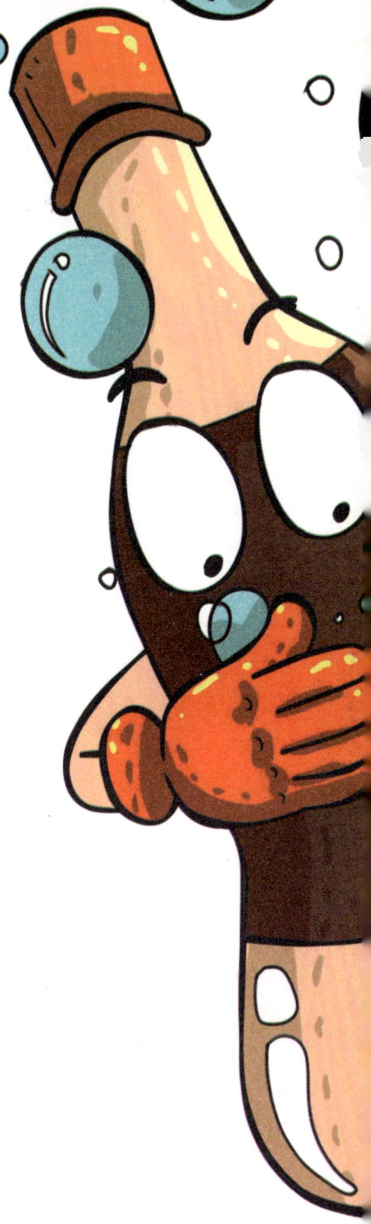

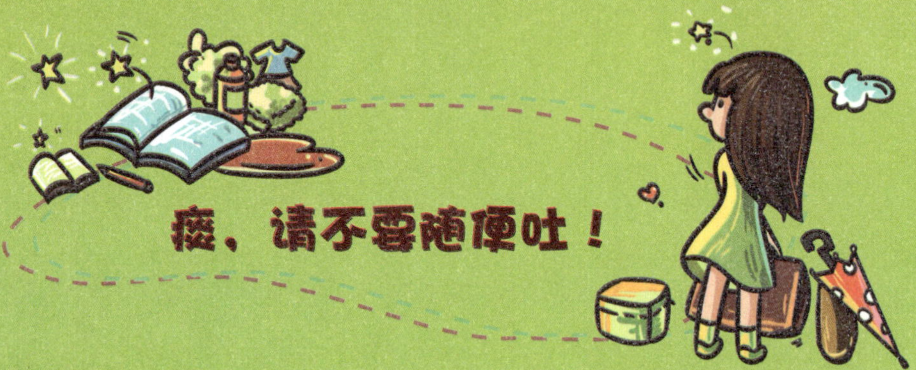

痰，请不要随便吐！

平时我们常看到有些人爱吐痰，特别是爱随地吐痰。大街小巷，广场车站，凡是有人的地方，你都可以看到被吐在地上的痰，或者正在吐痰的人。随地吐痰实在是很不文明，可是痰卡在嗓子眼里，又让人不吐不快。

那么，痰是怎么跑到我们的嗓子眼里的呢？痰又是什么东西呢？

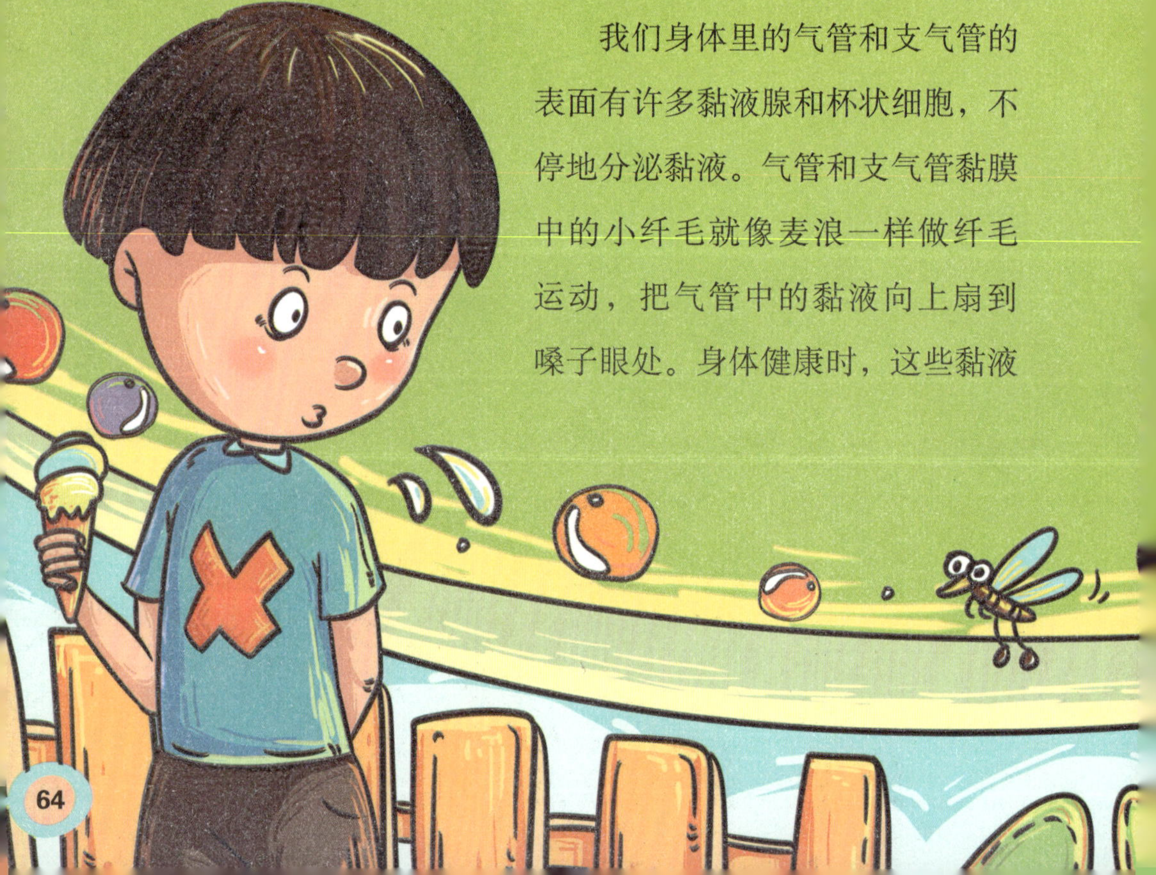

我们身体里的气管和支气管的表面有许多黏液腺和杯状细胞，不停地分泌黏液。气管和支气管黏膜中的小纤毛就像麦浪一样做纤毛运动，把气管中的黏液向上扇到嗓子眼处。身体健康时，这些黏液

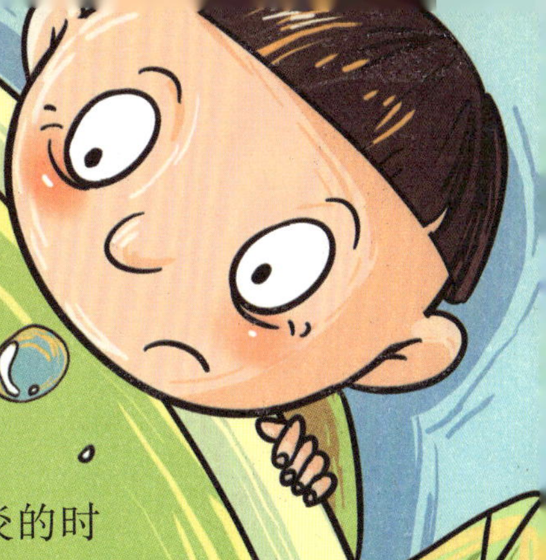

比较少，一般会随着唾液被吞咽进胃里。

但是，当气管和支气管受到刺激、甚至发炎的时候，分泌的黏液会大量增加，就会形成痰液，让人嗓子眼发痒，开始咳嗽，并把痰咳出去。

呼吸道分泌少量黏液是正常的，可以保护我们的身体。黏液一方面可以湿润气管和支气管的黏膜，另一方面可以对吸入身体的空气进行处理。空气经过鼻腔时，虽然已经被净化、加温和加湿，但也许还不够。当我们吸进比较冷和干燥的空气，经过气管和支气管时可以进一步进行湿润和加温，同时，黏液还可以吸附漏网的尘埃、花粉、细菌和病毒等，然后随同黏液一起被推到咽喉。这样，就能更好地保护我们的肺了。

说起来，痰和鼻涕很像，都是呼吸系统分泌的黏液，组成成分也相似，样子长得也很像。但

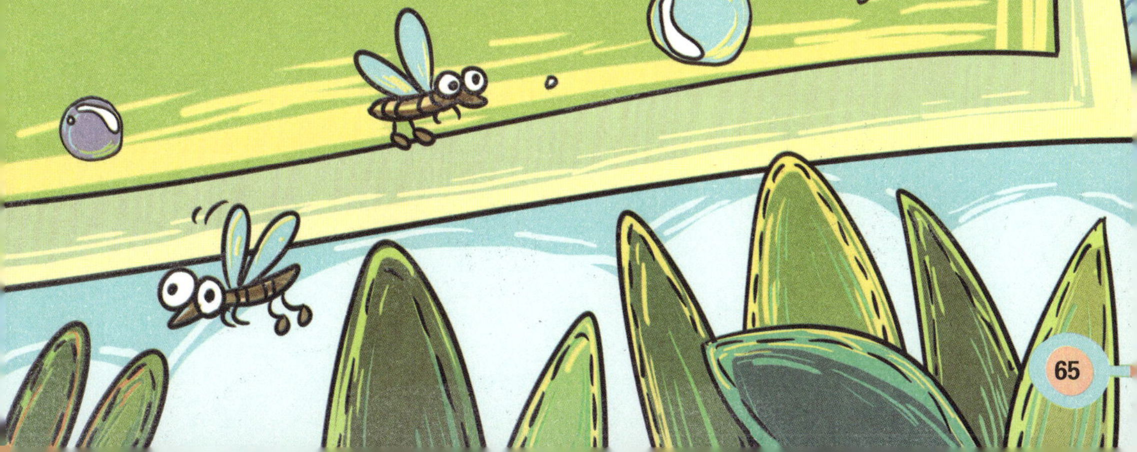

它们的差别却很大。

鼻涕是由鼻腔分泌的黏液，痰则是气管、支气管分泌的，二者对疾病情况的反映也有差别。有时候，小朋友感觉靠近咽喉的鼻腔里有鼻涕，就会干脆把它们吸进嘴里，然后再用嘴吐出来。如果这些鼻涕恰好又是黄色黏稠的，就很可能也被我们叫成是“痰”，其实它在医学上被叫做“假痰”。

可以说，即使是身体健康的人，吐出的痰中也是不干净的。而那些生病的人，吐出的痰里就含有更多的病毒和细菌。

当呼吸道发炎时，呼吸道中有很多细菌和病毒，于是呼吸道黏膜便分泌出更多的黏液，来与细菌、病毒“作战”，所以这时会产生很多痰。一般来说，痰可以分为两种，一种是颜色发黄的浓痰，这是与细菌“战斗”的结

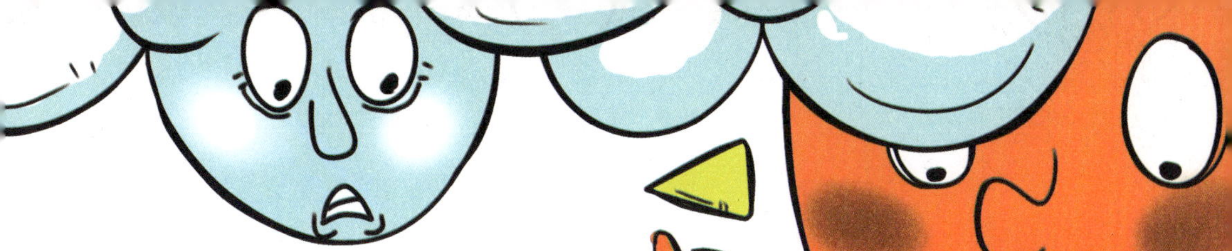

果；一种是比较清的稀痰，这是与病毒“战斗”的结果。

痰的颜色、多少、黏稠度以及是否含有泡沫等，还可以作为疾病的判断依据，例如大叶性肺炎会有特别的铁锈色痰，肺水肿则可能会出现粉红色泡沫痰等。

可以说，痰里往往包裹着很多“危险品”，所以很多人习以为常地随地吐痰会对人类健康造成极大威胁！

一口痰的危害究竟有多大呢？医学界已经形成这样一个共识：在所有人体的分泌物中，通过痰传播

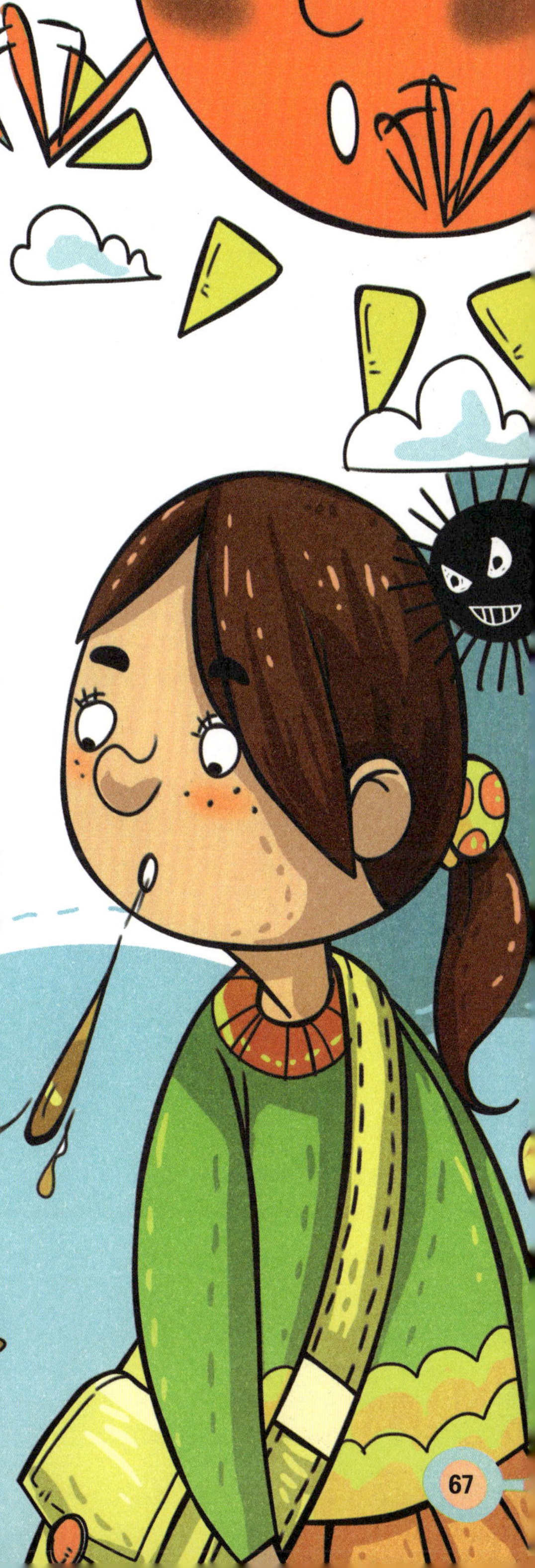

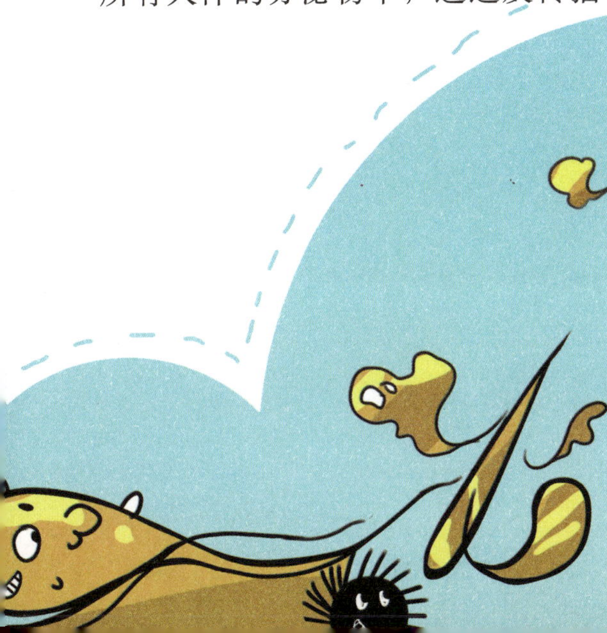

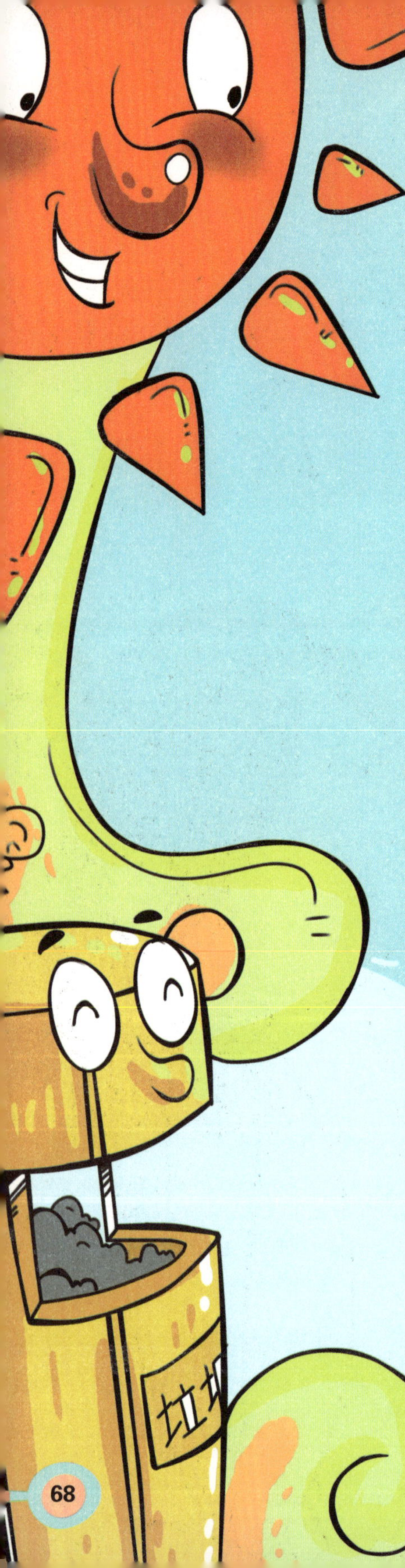

的疾病最多。

据估计，在痰里大概含有几百种细菌、病毒和真菌。有报道说，在人类已经知道的100多种病毒中，有50多种可以在呼吸道里存活；有89种鼻病毒，几乎全部生活在呼吸道里；90%以上的结核病是由呼吸道传播的，在结核病人仅仅1毫升的痰中，就含有1亿多个细菌！

所以，人们常说："小小一口痰，细菌千千万！"

痰被人们吐出来之后，里面的细菌、病毒等不会死掉，而是继续生存着，而且有些细菌和病毒的生命力特别旺盛。比如：在适当的温度和湿度下，痰中的结核杆菌可以在室内存活几个月，甚至好几年！在痰变干后，这些细菌、病毒进入空气中，随风飘散，如果被健康的人吸进去，就会被感染。

不能随地吐痰，是不是可以把痰咽进肚子里呢？让细菌和病毒被胃液消化掉就可以了！哦，一听就觉得恶心！而且，虽然胃液很厉害，消化能力非常强，但胃液只能杀死一部分细菌和病毒，仍然有很大一部分不能被杀死，会随着食物一起进入肠道，然后跟着养分一起被身体吸收，最后传到各个器官中。

所以，小朋友如果感到嗓子眼里有痰，一定要把它吐出来，但是千万不能随地乱吐痰！要把痰吐进纸巾或者是塑料袋里，然后扔进垃圾桶中。这样痰变干后，细菌和病毒也不会跑进空气里了。

就让文明的行为从你开始吧！

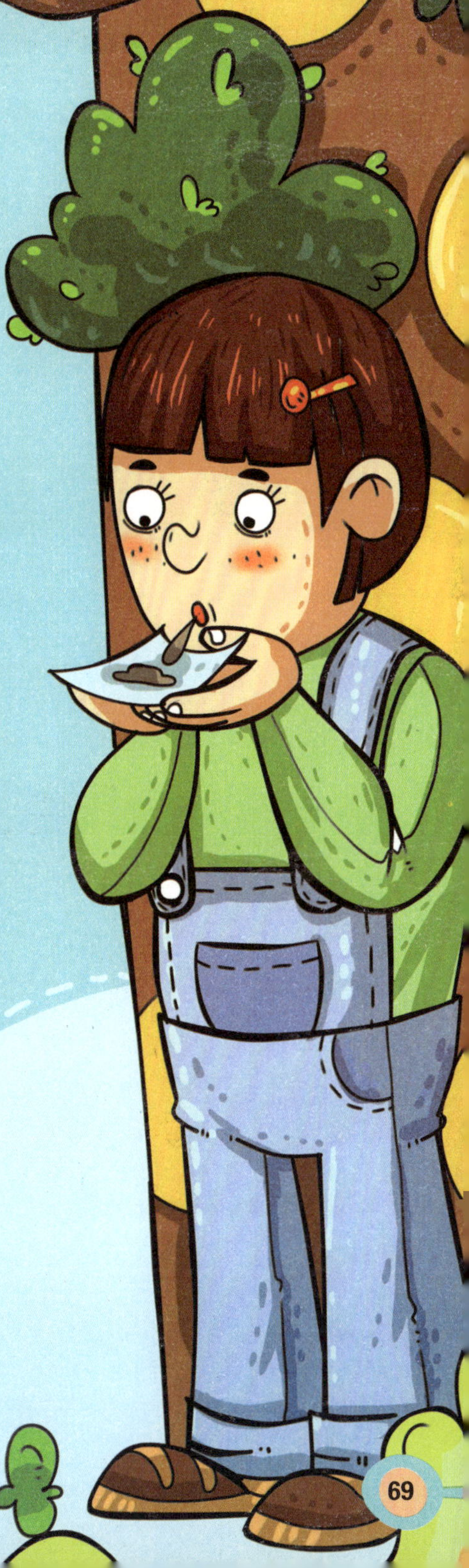

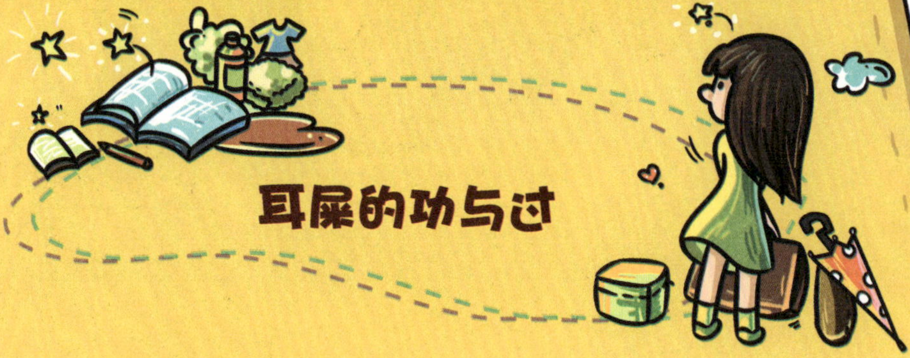

耳屎的功与过

我们是靠耳朵听声音的。为了能一直听到声音，我们自然要保护好耳朵，而耳朵也有自己的“保护者”，其中之一就是耳屎。这讨厌的脏东西不就是废物吗，怎么能保护耳朵？我不信！

你不信，那是因为你还不了解耳屎。

耳屎的学名是“耵聍”，它们一般是淡黄色、腊一样的碎屑，也有油性的。那么，耵聍是怎么产生的呢？

在我们耳朵眼儿处有一段皮肤，和身体其他地方的皮肤不一样，分布着一些耵聍腺，它的构造与皮肤的汗腺有点类似，却不完全一样，是一种变型的汗腺，它的分泌物有点像融化的蜡。外耳

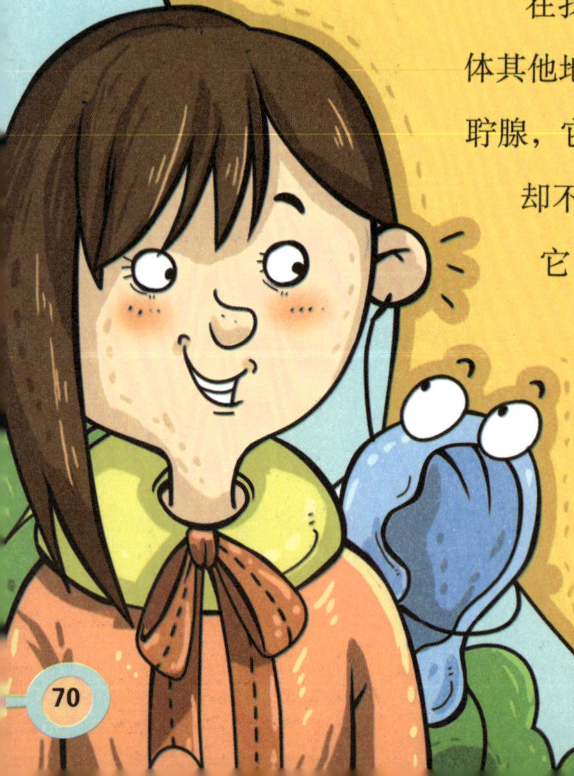

道皮肤与其他地方的皮肤一样，也有皮脂腺，专门分泌一种油脂。这两种分泌物混合在一起，就是原始的耳屎，它们附着在外耳道的皮肤表面，形成很薄的一层。这些原始耳屎与外耳道皮肤碎屑、进入外耳道的尘埃粘在一起，变干后就成了小块、淡黄色、疏松、像薄片一样的耵聍，堆积在外耳道里。

现在我们就看一下，耳屎在保护耳朵中的功劳。

耳屎中含有丰富的油脂，可以滋润耳道皮肤上的细毛。当外面的尘埃颗粒进入耳朵时，这些细毛能及时挡住它们，不让它们继续深入。

耳屎里丰富的油脂还能使耳道保持一定的湿度和温度，对于耳道深处的鼓膜也能起到滋润的作用，使鼓膜不会变得很干，从而可以处于最佳运动状态。

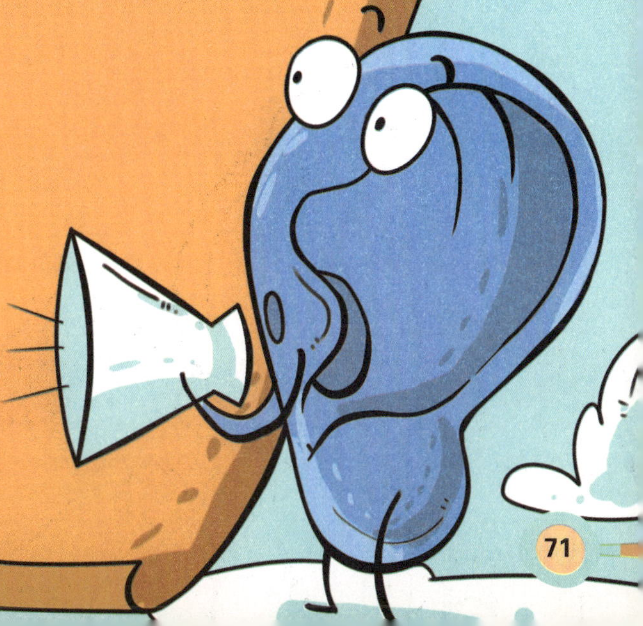

我们的耳朵眼儿不大，很少会有小虫子钻进去，但偶尔也会有小虫子误打误撞地钻进去。这下可麻烦了，小虫子要是咬伤耳朵怎么办？别担心，耳道中密茸茸的细毛会挡住小虫子。而且耳屎的味道是苦的，小虫子很不喜欢，一尝到耳屎的苦味，就会立即往外逃。

耳屎中还含有丰富的脂肪酸，可以抑制细菌的生长、繁殖。耳屎在耳道皮肤表面形成一层酸膜，具有轻度的杀菌作用。

耳屎和细毛还能使耳道的空腔稍稍变窄一些，对传进耳道的声波能起到滤波和缓冲作用，这就避免了鼓膜被强声震伤。

由此可见，对耳朵来说，正常的耳屎是不可缺少的，对保护耳朵有很大功劳，绝对不是废物！

在正常情况下，随着我们的张嘴和咀嚼运动，耳屎会从耳道里逐渐向外移动，当我们侧头睡觉时就会

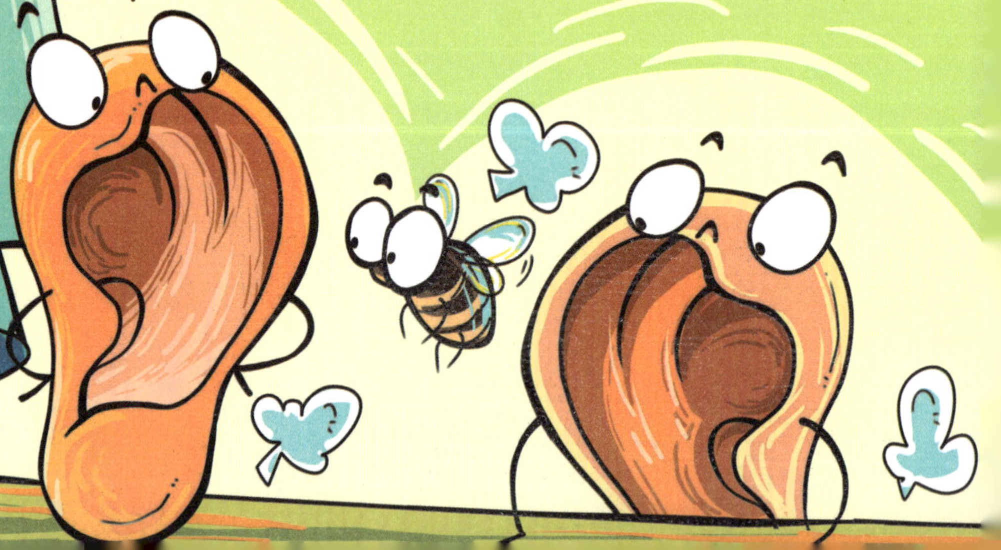

自己掉出来。

耳屎一般不会给我们造成困扰，但如果耳朵里的耳屎积聚过多，除了会让人耳朵痒，还会引起其他一些问题。

太多的耳屎不能及时清理出来，时间长了会形成比较硬的团块，把小小的耳朵眼堵住，让我们觉得耳闷，严重的还会让我们听不见声音。

当我们去游泳或洗澡时，耳朵里有时会进去一些水，耳屎被水泡胀，也会堵住耳朵眼儿，使我们的听力突然减退。

另外，耳屎中粘了很多尘埃等脏东西，如果耳朵里有太多的耳屎，还会让我们得上外耳道炎，甚至是外耳道胆脂瘤。

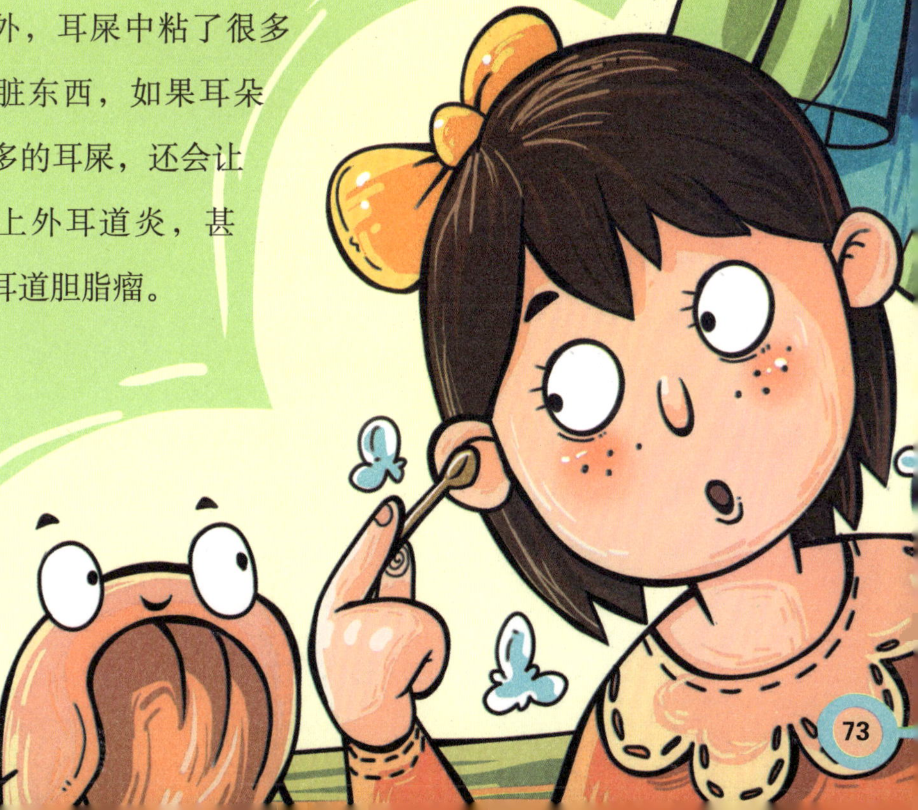

耳屎长时间不清理是不行的，那我们是不是要经常掏耳屎呢？每天都掏？这也不行！如果我们频繁地掏耳屎，免不了会伤害外耳道的皮肤，引起细菌感染，使耳道发炎。最可怕的是，万一你不小心伤到鼓膜，更会使我们听力下降！

所以，我们要正确对待耳屎，既不能长期不掏耳屎，也不能过于频繁地去掏，一般应该是一周左右掏一次。我们可以自己掏耳屎，但尽量不要用尖锐的指甲和铁签等，最好用棉签去掏，用棉签轻轻地在外耳道转动，

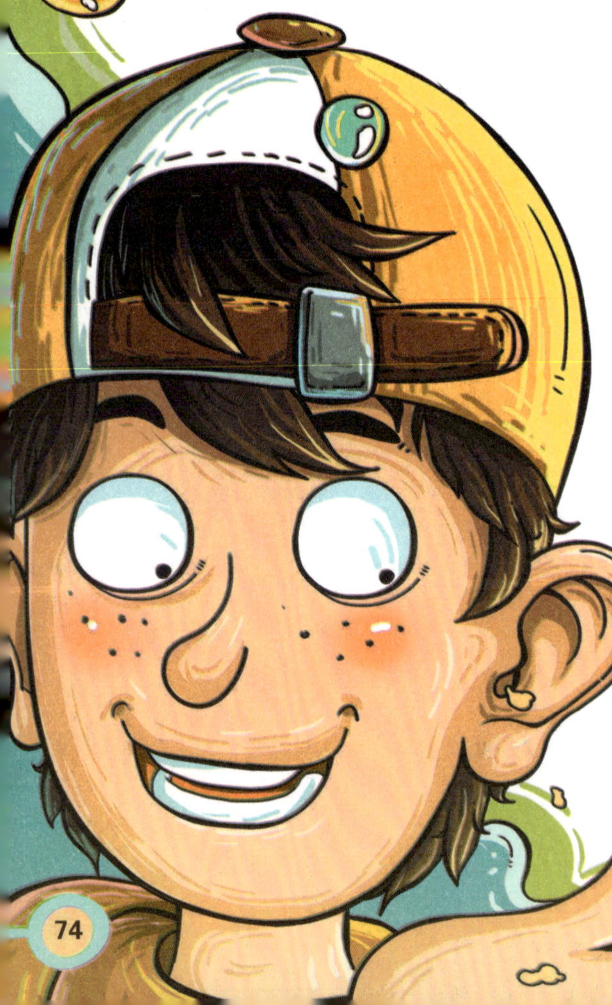

然后侧过头，使耳朵朝下，这样耳屎就自动出来了。

当然这指的是正常的耳屎，还有些人的耵聍腺和皮脂腺分泌特别旺盛，分泌出大量的棕黄色、油性黏稠的物质，还没来得及变干，就已经在外耳道里积满了，有的甚至流出耳外，这就是俗称的“油耳”。这样的人，清理耳屎的次数就要频繁一些。

还有的人耵聍分泌特别旺盛，形成的耳屎太多而又排不出来，逐渐变干后聚集成深褐色的硬块，有时甚至像石头一样硬，紧紧堵住外耳道，让人听力减退，甚至耳朵疼痛。这样的耳屎，自己千万不能乱掏，要去请医生处理。

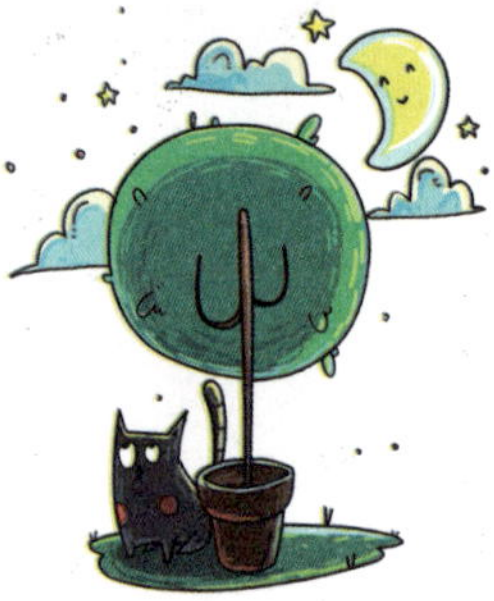

耳朵怎样听声音？

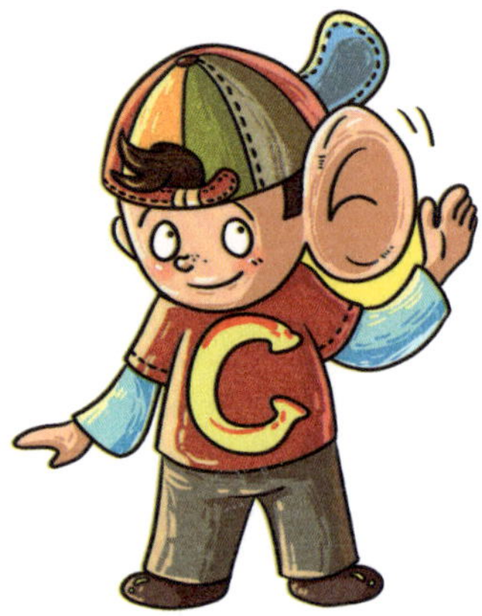

扔进水中的石子能使水产生波纹，声音传入空气也能使空气产生波纹，这就是声波。人的耳朵里长着一层薄膜，叫做鼓膜。当声波进入耳道，传到鼓膜上，鼓膜就会振动，把声波传给听觉神经，再通过听觉神经传给大脑，这样就能听到声音了。因为各种声音的振动不一样，所以我们能听到各种不同的声音。

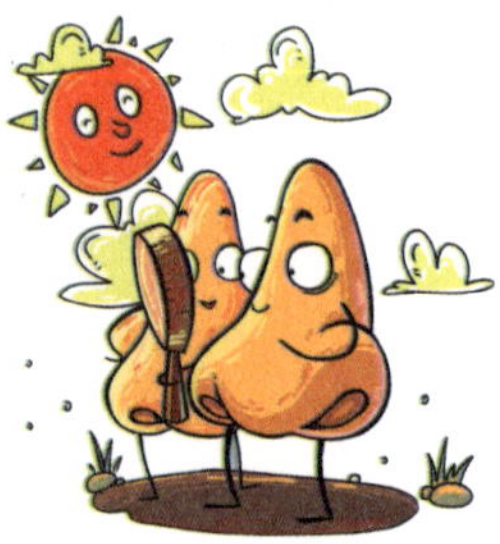

转几圈，晕一会儿

如果你快速原地转几圈，一停下来，就会觉得头晕目眩，走路也会东倒西歪。这也跟耳朵有关。在每个人的耳朵最里面，都长着一个半规管，它能使人保持身体平衡，避免摔倒受伤。半规管里装满了液体，在你转圈时，液体也会跟着一起转，这时半规管控制人体平衡的本领就不管用了，所以你就失去了平衡，当然会感到头晕了。

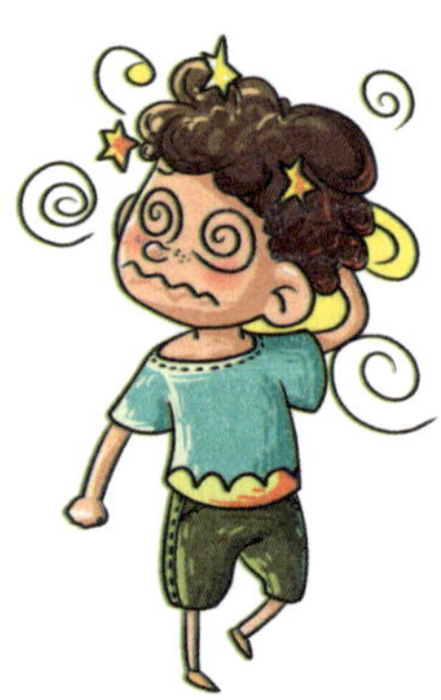

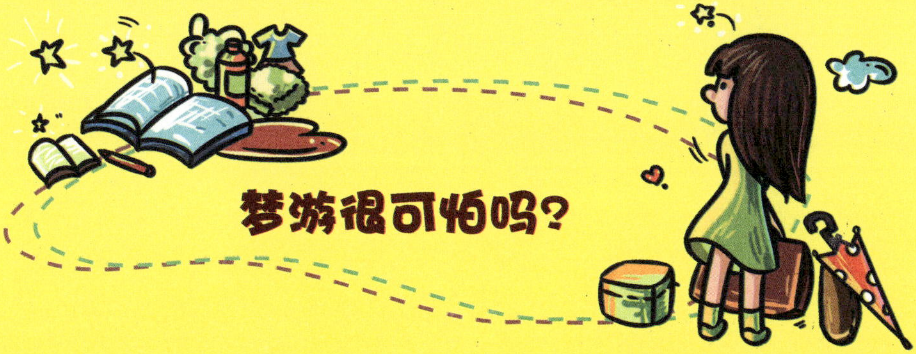

梦游很可怕吗？

夜深了，一切都显得平静而安宁。只有天上的星星在不厌其烦地眨巴着自己的眼睛，而地上不知名的小虫发出微弱的鸣叫，应和着星星。

突然，某个房间的门开了，一个身穿睡衣的孩子走了出来。他在走廊和楼梯上转悠着，不知道谁在走廊里扔了一些垃圾，那个孩子看到了，从走廊尽头的角落里拿出笤帚，把走廊里的垃圾扫干净，然后又

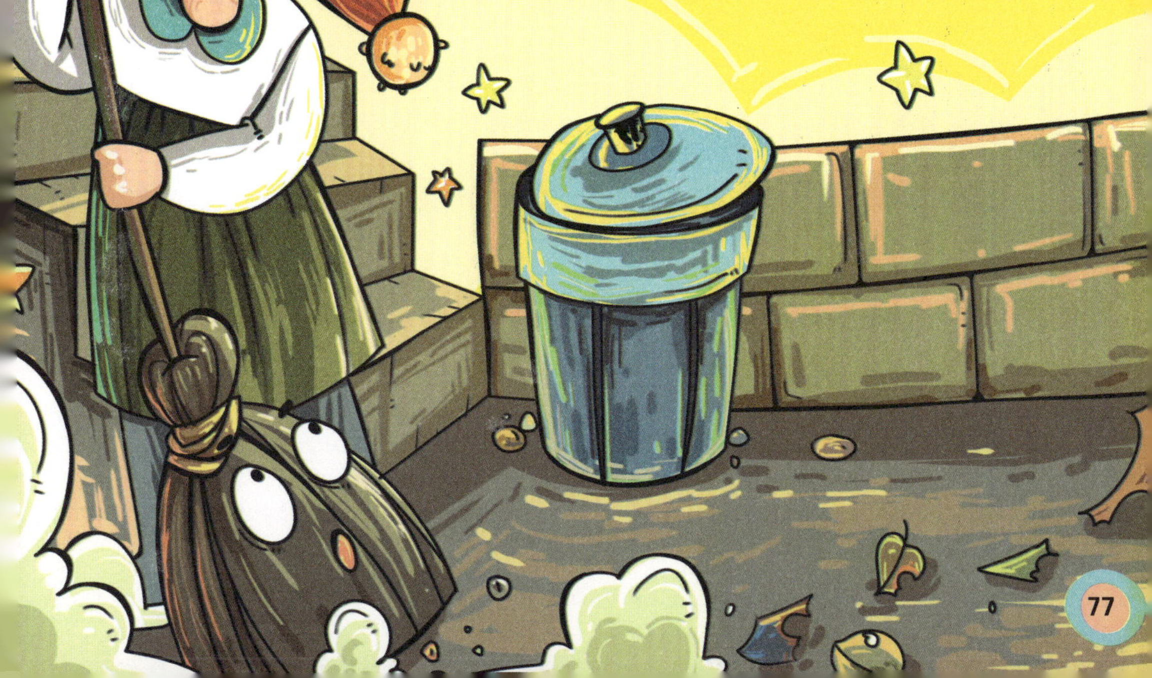

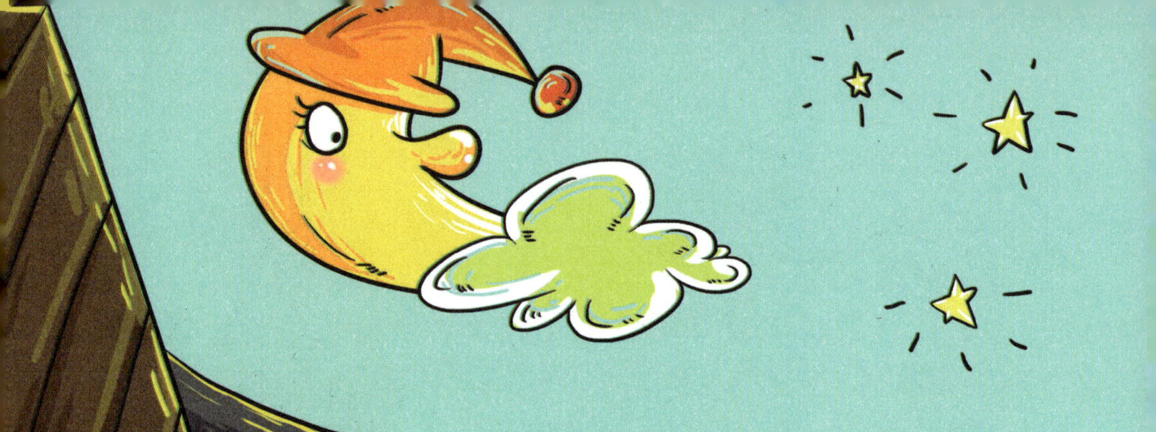

回到了房间里，继续睡觉。一切过后恢复为平静和安宁，就像什么也没有发生一样。

第二天，正好是周末，家里人正在吃午饭的时候，居委会的阿姨来了，说是感谢那个男孩帮助清洁工打扫被弄脏了的走廊。可是，男孩莫名其妙，因为他认为自己什么也没做。只有他们的父母知道，孩子又梦游了。

像这样一个人在熟睡后，又起来做一些自己不知道的事情的状况，就是梦游。有的比较严重，有的不太严重，不太严重的，只是翻个身子。严重的则会像那个孩子一样，出去走一圈再回来。长久以来，民间传说梦游者就像有神在帮助他们，梦游者的能力超强，

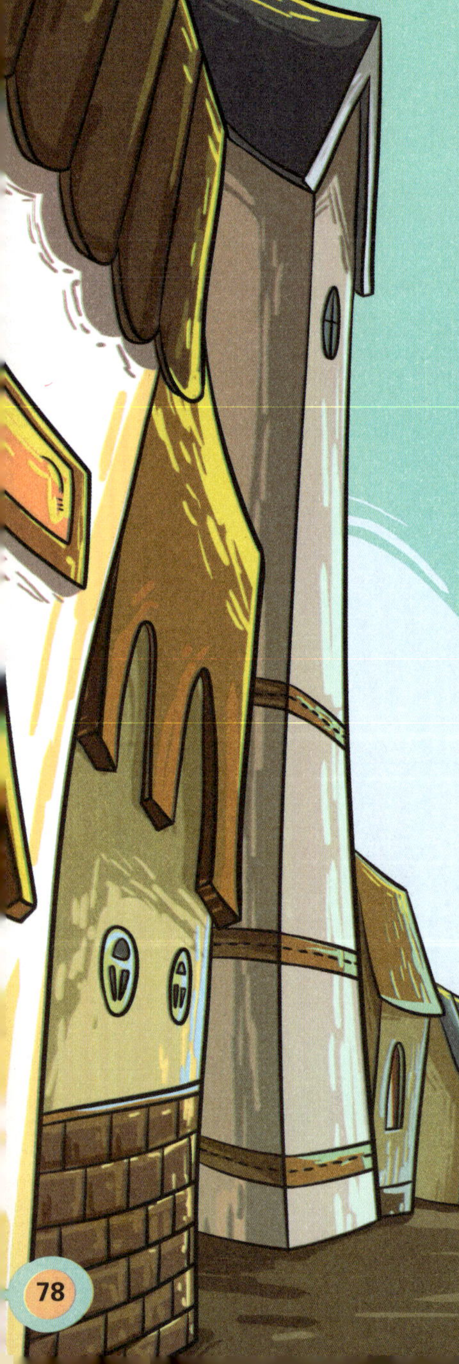

可以上墙爬屋、跳跃飞腾等等。其实并非如此，他们跟常人一样，有时候不小心会被摔得鼻青脸肿。

梦游并非像传说的那样，是由月光引起的，因为没有月光的晚上，也有梦游发生。梦游的最大人群是儿童，其次是成年男性。活泼和想象力丰富的儿童，更容易发生梦游。这也证明了梦游是由大脑皮层所导致的。

我们知道，自来水龙头无非就是打开放水和关上停水两个状态。人的大脑皮层的活动也有“抑

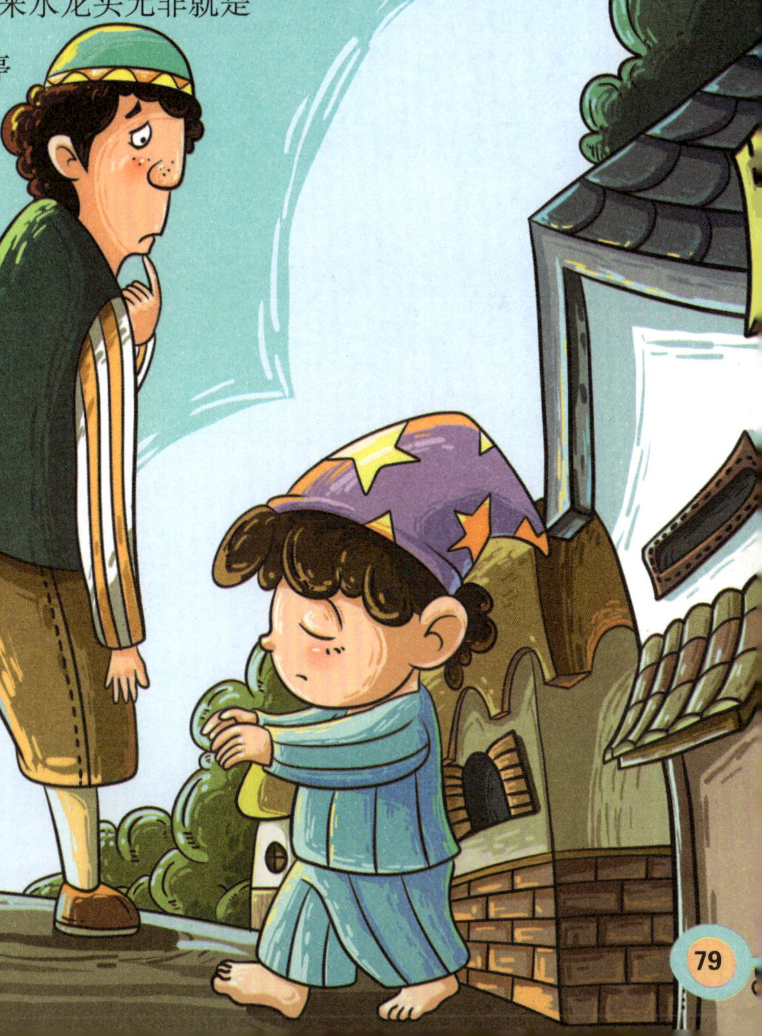

制”和“兴奋”两种状态。人在熟睡时，绝大多数大脑皮层细胞应该是处于抑制状态，但是，如果有一组或者几组大脑皮层细胞还处于兴奋状态，而且这一组或者几组细胞正好控制着运动神经，那么梦游便像没关紧的自来水龙头漏水一样。就像大多数同学都进教室上课了，还有一两个同学逃课了，在外面玩耍一样。大多数梦游者做的动作，都是平时经常做的事情。

对于梦游的治疗，现在比较有效的是厌恶治疗法和情绪宣泄法。马克·吐温曾经介绍过厌恶治疗法，例如在梦游者床前撒一把图钉，当他下床时，便会被扎醒。经过一两次的治疗，便根除了梦游症。精神宣泄法，主要是找出导致梦游的心理因素。例如，有一位丈夫，在梦游时总喜欢拿猎枪对着自己的妻子。这很有可能是心理上对妻子不满，却又说不出口。这种

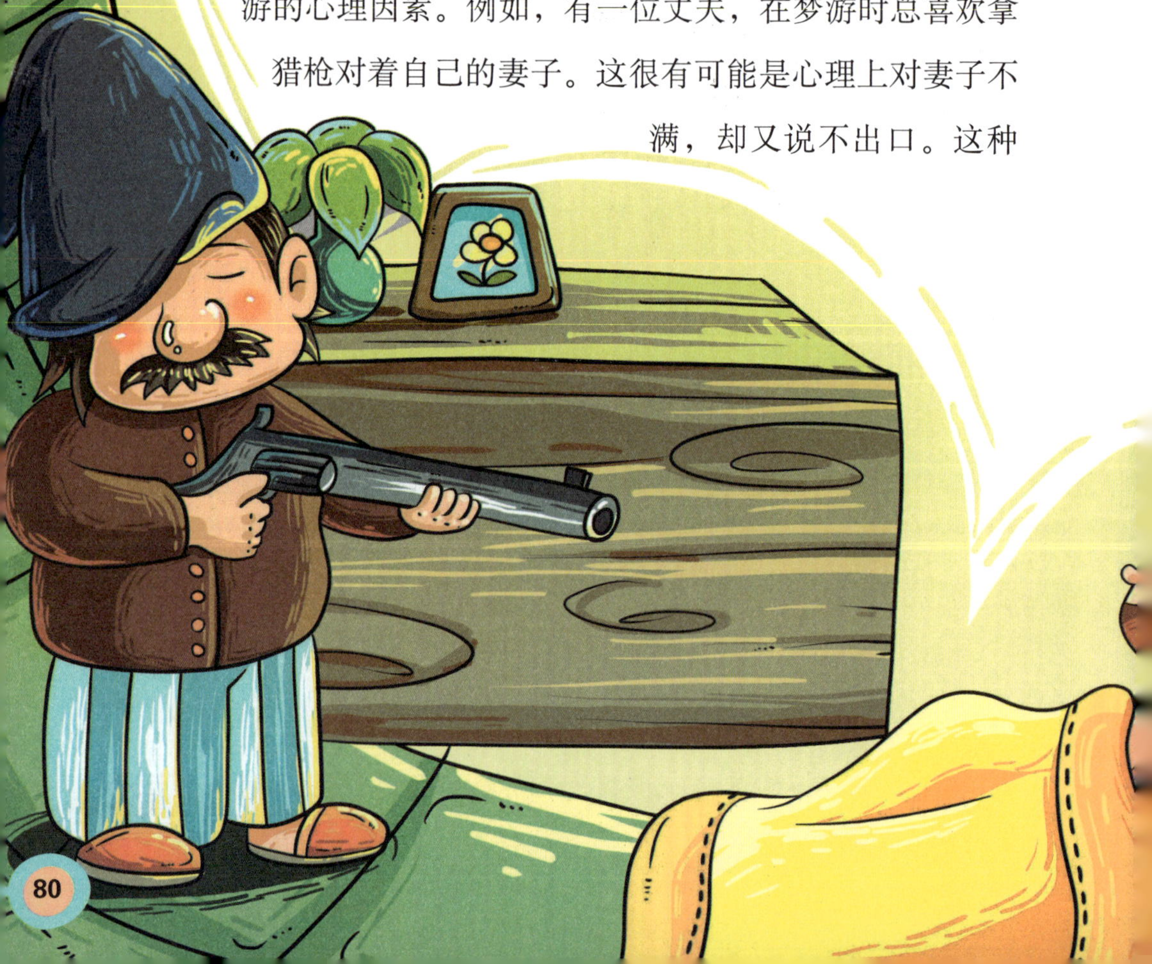

情况就需要夫妻双方找出存在矛盾的原因，加以解决。当然，也可以用厌恶治疗法治疗，例如丈夫一用猎枪对准妻子，妻子立刻拿起早准备好的警笛，对着丈夫的耳朵吹。几次下来，也会治好。

儿童梦游就跟孩子淘气一样，是正常的事情。父母需要做的是，尽量不让孩子碰伤自己。例如把孩子房间里容易碰伤人的东西收起来。还可以给孩子门上挂上铃铛或者报警器，这样有时候会让孩子醒过来，大人也知道孩子什么时候出门了。如果孩子梦游有出门的习惯，那就尽量不要把孩子锁在屋子里。但是可以让门的锁链高到孩子够不到的地方，同时锁链有一定的长度，既可以开开一条缝，又不至于让孩子钻出来。这样，孩子就可以喊人，还不觉得自己受到了约束。

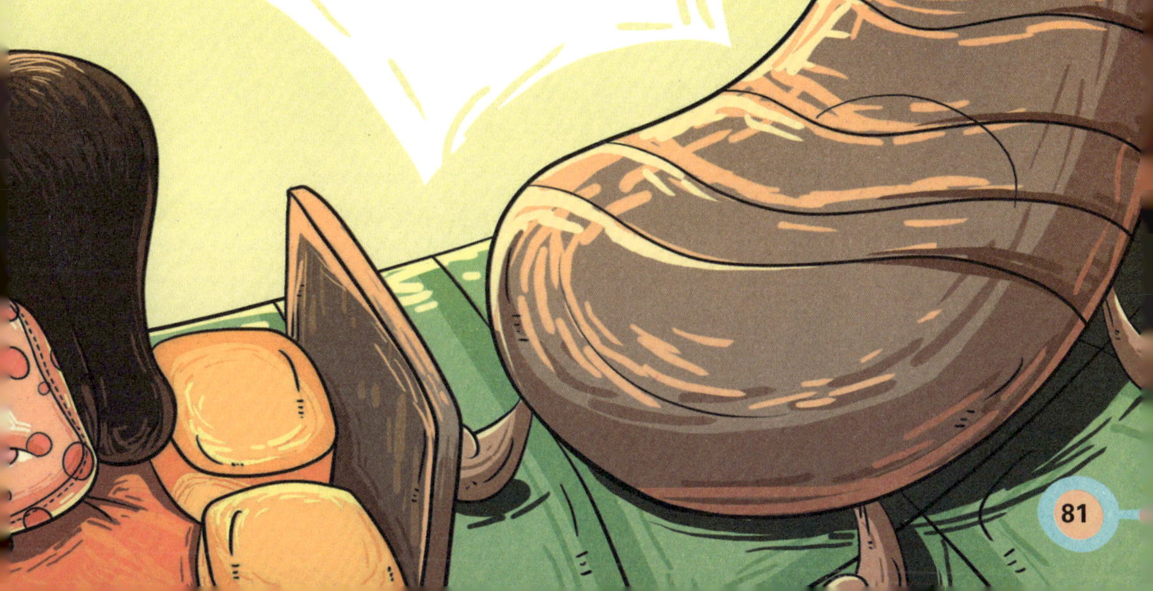

毛孩的秘密

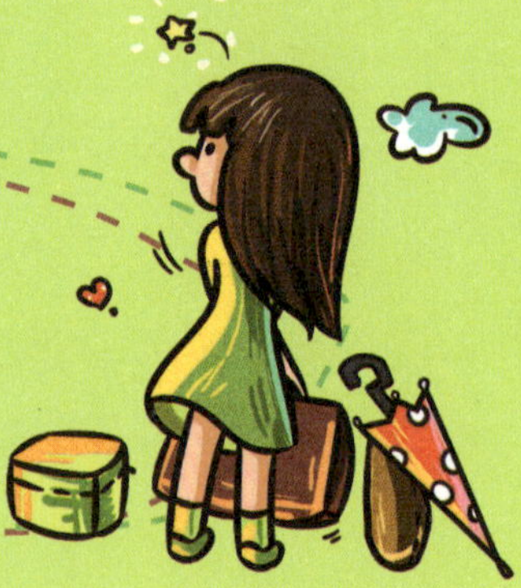

如果你突然发现，你们班天天跟你们坐在一起上学的某位同学，除了脸部以外，竟然浑身长满了像猴子毛一样的长毛，你肯定大吃一惊，甚至会感到有点儿害怕，但是也很想知道这是怎么回事儿吧！

这种身上不是只长汗毛，而是浑身长满像猴子毛一样的人，被称为“毛孩”。之所以叫“毛孩”，可能是因为他们一出生就是这样。毛孩在中国和外国都有。中国曾在辽宁和石家庄发现过毛孩。但是经过检查，他们除了身上有些毛之外，其他各方面都很健康。长大后他们也和普通人一样，只是身上的毛让人觉得不太雅观。

有的毛孩还取得了比较大

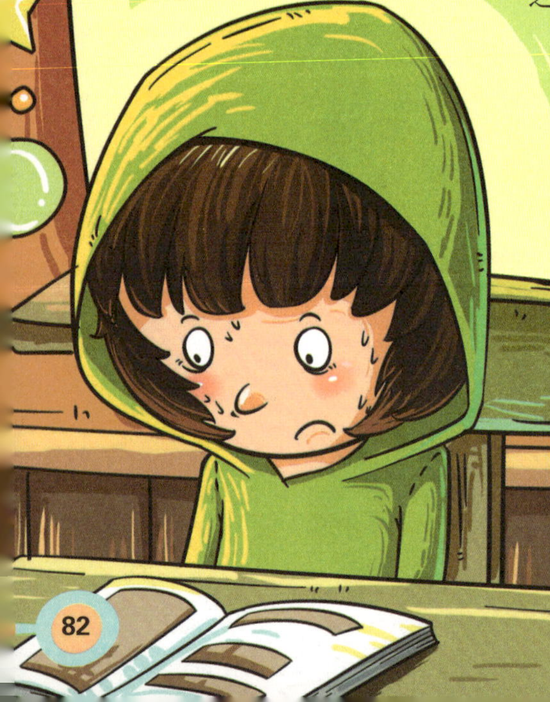

的成就，泰国毛孩苏帕特拉·萨苏凡从出生时起，便一直受到嘲笑和歧视，被叫做“猴脸”和“狼女”，但是她在13岁时打破吉尼斯世界纪录后，在学校里成了受同学们欢迎的大明星。

毛孩身上长满了长毛，被认为是一种返祖现象。因为人类的祖先是浑身长满了长毛的猿，随着人类的进化，猿身上的长毛消失了，但在今天的人体身上仍然保留着生长长毛的毛孔。儿童在出生时身上也会有一些胎毛，但是过了一段时间后就会自行褪去。少数婴儿，胎毛不但不脱落，反而越长越长，就成了“毛孩”。

医学上把这种返祖现象叫“狼人综合症”，之所以将这种现象与“狼”联系起来，主要是因为毛孩们往往受到人们的歧

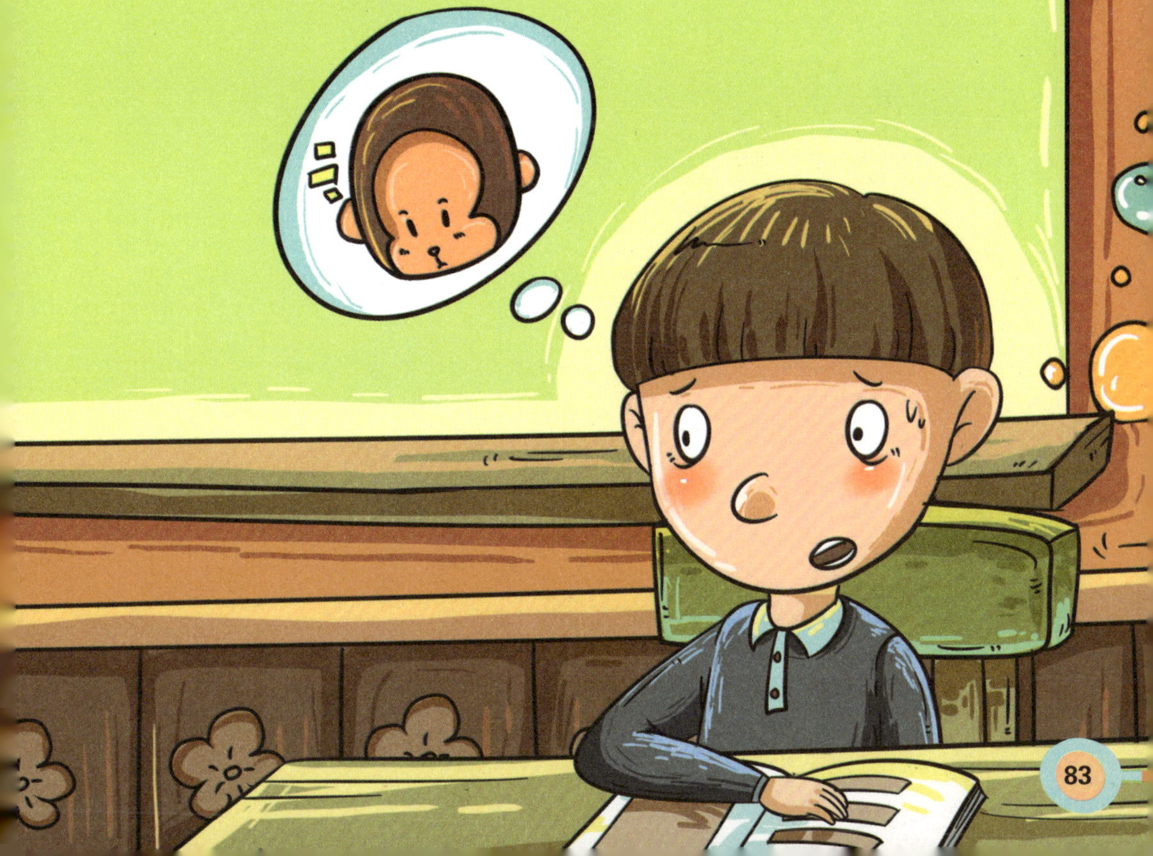

视和嘲笑，所以他们不喜欢白天出来活动，而是在晚上人少的时候才出来活动。这很像狼白天睡觉、夜间活动的习惯。

世界上有记载的第一例患有“狼人综合症”的人是柏图斯·冈瑟沃斯（Petrus Gonsalvus），他出生于1537年，当时因其外貌而成为“名人”，他先是来到法国亨利二世国王的朝廷上，继而被派往荷兰摄政王帕尔马的玛格丽特的府中。他在那里结了婚，但是他的后代也受到了“狼人综合症”的困扰。他的家庭成了医学研究的对象。

“狼人综合症”有先天的与后天的两种，对于先天原因导致的，没有任何方法可以根治，

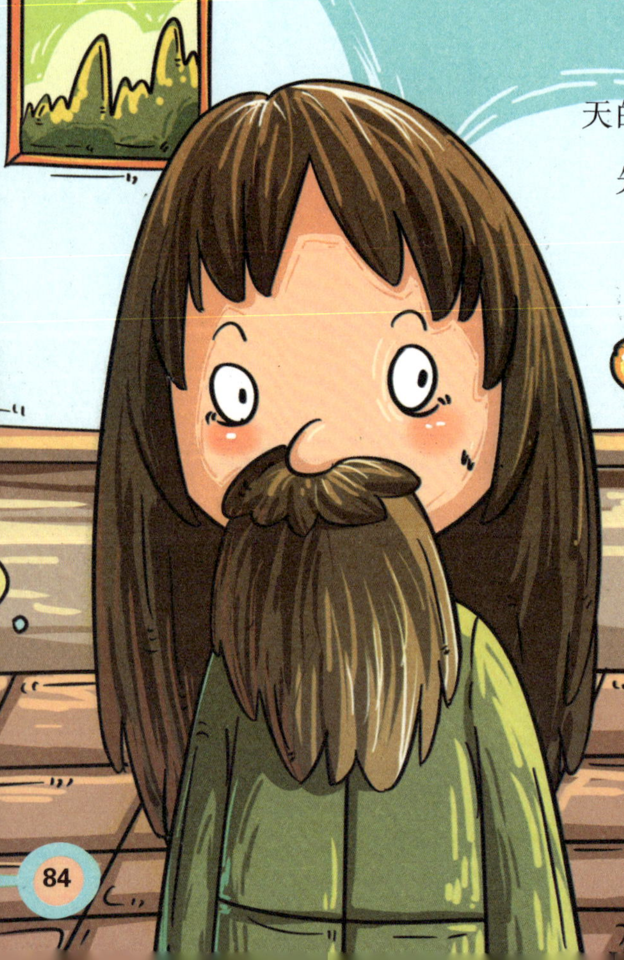

只能不停地刮剃，让身上的毛不那么长。后天原因导致的，只要找到导致“狼人综合症”产生的原因，进行治疗就可以了。现在国外也有了永久根除后天导致的“狼人综合症”的方法，那就是用伽伐尼电流可以根除这些扰人的毛发。

先天性“狼人综合症”是一出生就有的，被认为是由于基因遗传所导致的。如果你的长相甚至生活习惯、爱好跟你的父母，甚至祖父母、外祖父母有相同或者相似之处，那么就是基因遗传在起作用。

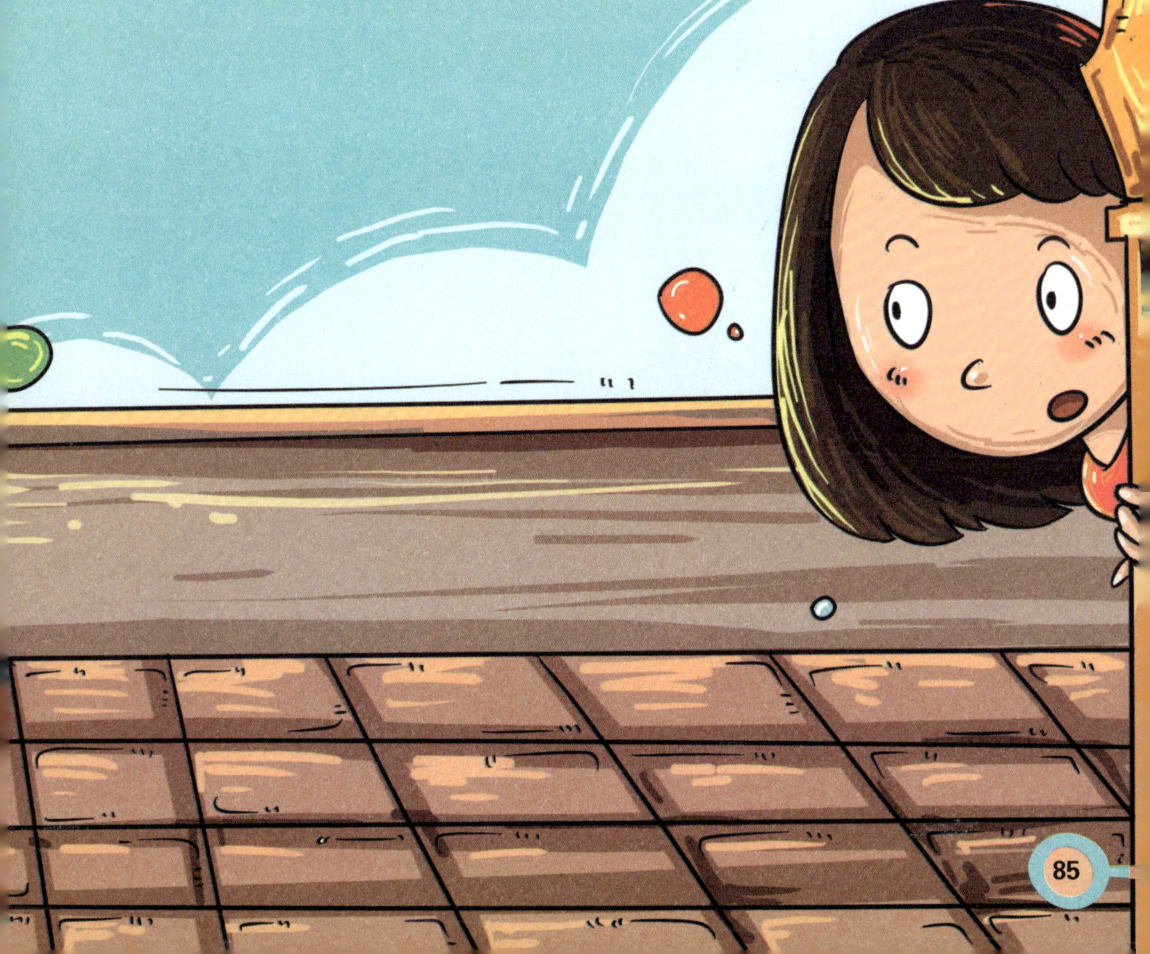

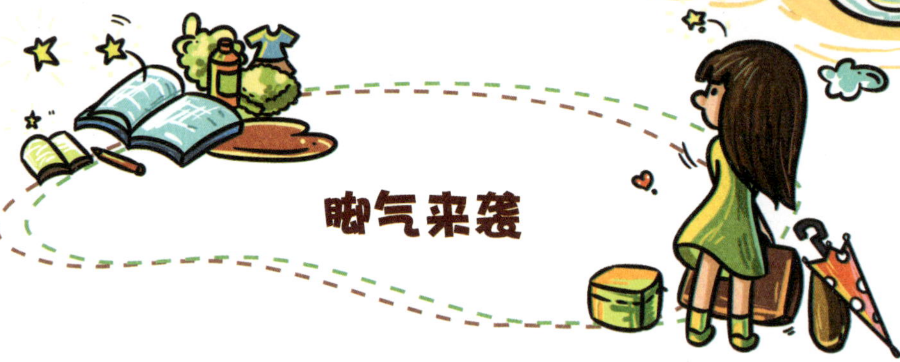

脚气来袭

有的人，脚经常会痒，尤其是到了夏天，脚痒得就更厉害了。这些人的脚到底是怎么了，是什么原因让他们的脚发痒呢？明白的人一定会告诉你，他得了脚气！

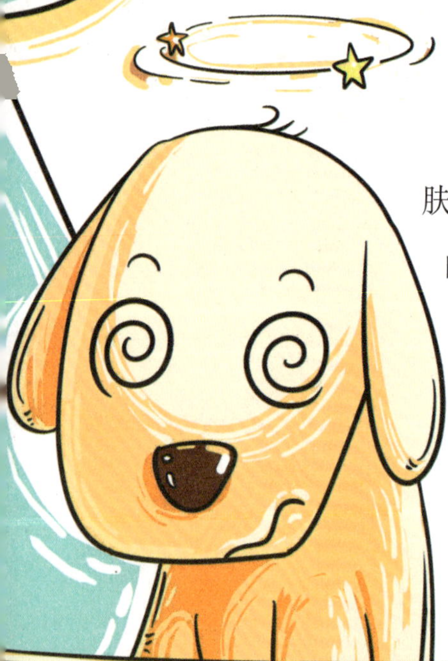

脚气又叫做“足癣”，是一种很常见的皮肤病，是由真菌感染引起的，可以传染。脚气一般长在脚上，因为脚上皮肤的汗腺分泌特别旺盛，是人身上最爱出汗的地方，而且脚还总是被鞋袜包裹得严严的，热量不能散出去，汗水也不能蒸发出去。这种闷热潮湿的环境，特别适合细菌和真菌大量生长繁殖。汗水中的营养物质，以及脚上的角质皮，就是细菌和真菌最喜欢的“美食”。在真菌的刺激下，脚上的皮肤就会奇痒无比，而且因为真菌的“啃食”，脚上的皮肤会起疱、脱皮，严重的还会皮肤破损、糜烂，细菌和真菌的分解物还能发出恶臭味儿。

得脚气的人，往往南方比北方多。这是因为南方气候潮湿闷热，而且多瘴疠，适合细菌和真菌的大量繁殖。所以，有人又把脚气叫做“香港脚”。北方得脚气的人虽然不如南方多，却也有差不多一半的人会得脚气。

得了脚气的人，往往夏天症状比冬天严重得多，这也是因为夏天天气潮湿闷

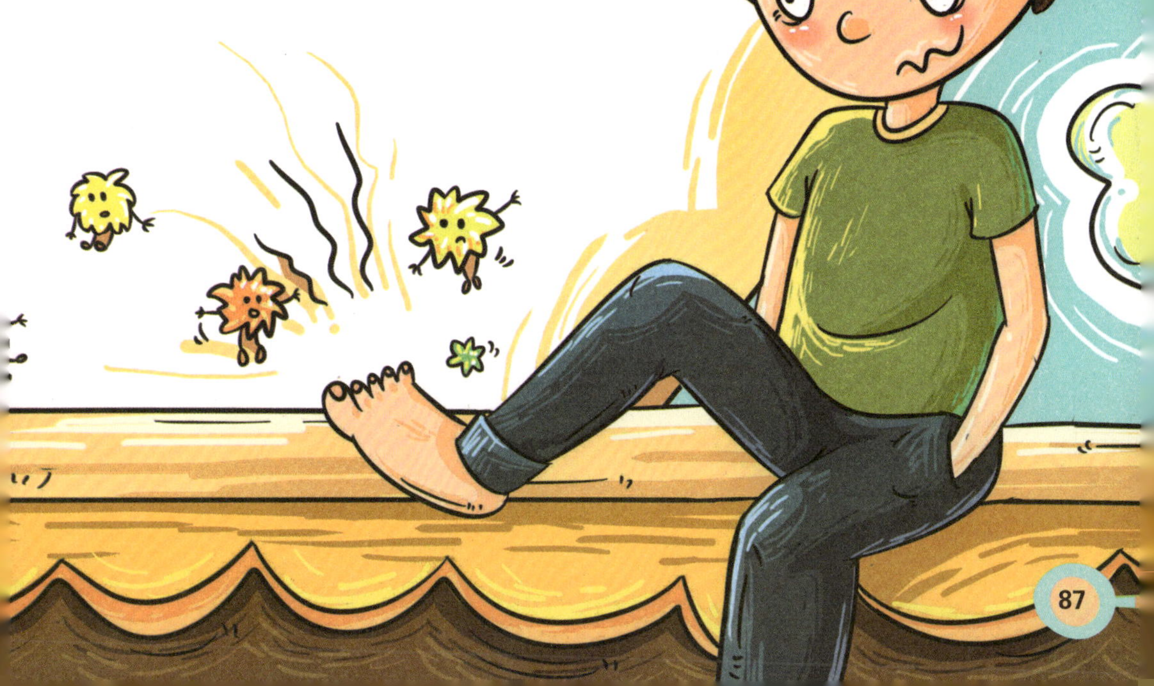

热，加上出汗多和脚上新陈代谢更旺盛，真菌最容易肆虐。

脚气会让人觉得很痒，甚至痒得难以忍受，只要有机会就脱下鞋来，用手使劲地去挠，直到把脚挠出血来，仍然觉得不解痒！

国学大师季羡林在《牛棚杂记》中就曾经写到一个脚气患者："生物系有一个学生，大名叫张国祥，他到了大院以后，立即表现出鹤立鸡群之势。有几天晚上，在晚间训话之后，甚至在十点钟规定的'犯人'就寝之后，院子里大榆树下面，灯光依然很辉煌，这一位张老爷，坐在一把椅子上，抬起右腿，把脚放到椅子上，用手在脚指头缝里抠个不停。"

由此可见，脚气产生的痒比蚊虫叮咬更严重，半夜痒得睡不着觉，在脚上大挠特挠，也并不罕见。

当人们用手去挠脚，真菌又会趁机"跑"到手上，还会引起手癣。如果不及时杀死真菌，真菌在"啃"完手和脚的皮肤之后，会接着去"啃"手指甲和脚趾甲，使手指甲和脚趾甲变色、增厚和脱落，变成"灰指甲"。更严重的是，因为人们不断用手去抓挠患处，本就不健康的皮肤难免会被抓破，从而引起局部细菌感染，甚至发展成淋巴管炎、蜂窝组织炎和丹毒。这可真是后患无穷啊！

脚气如此可怕，人们自然要想办法去治。可是人们发现，脚气似乎很难治好，治好之后往往很快又复发，甚至今年治好了，

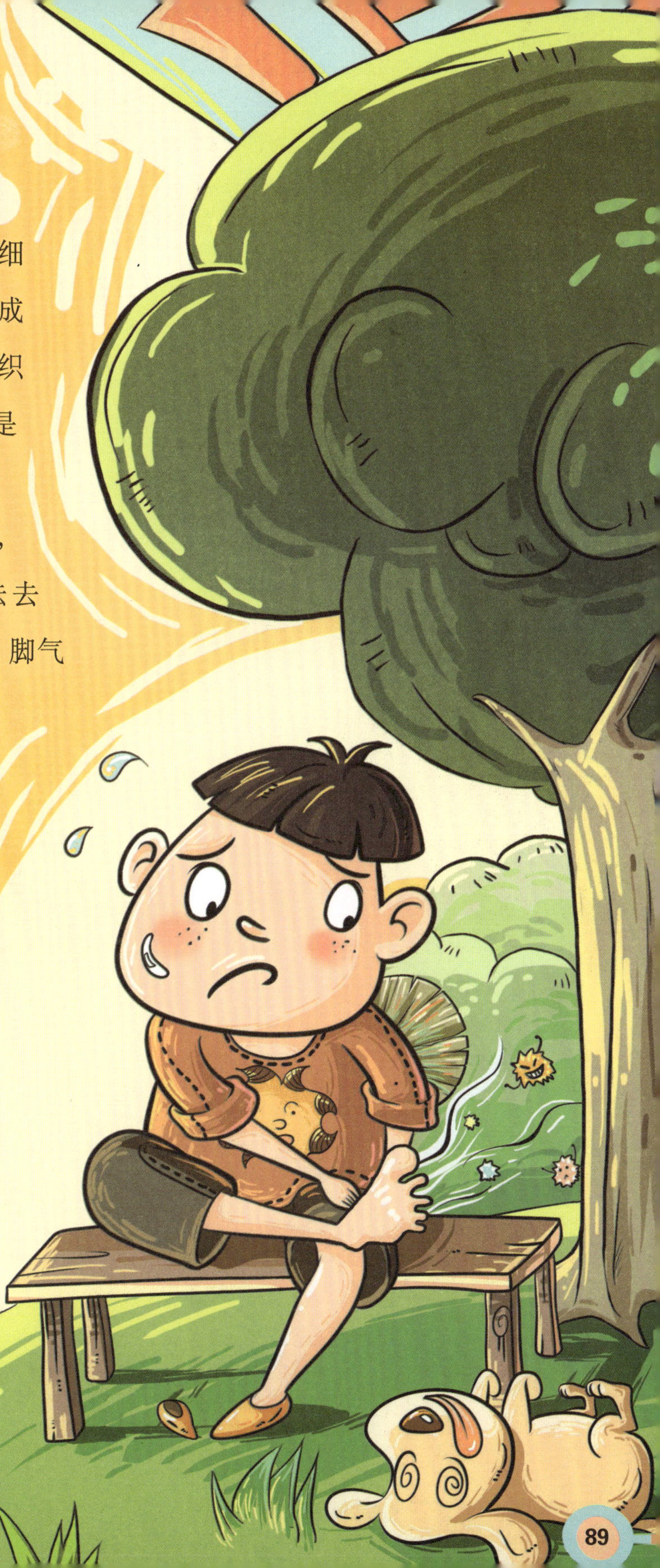

明年还会复发。简直就是“野火烧不尽，春风吹又生”啊！很多人“脚气年年治，脚气岁岁发”。难道脚气就没有办法根治吗？

脚气主要的致病菌是红色毛癣菌，这种真菌抵抗力强，不容易控制，如

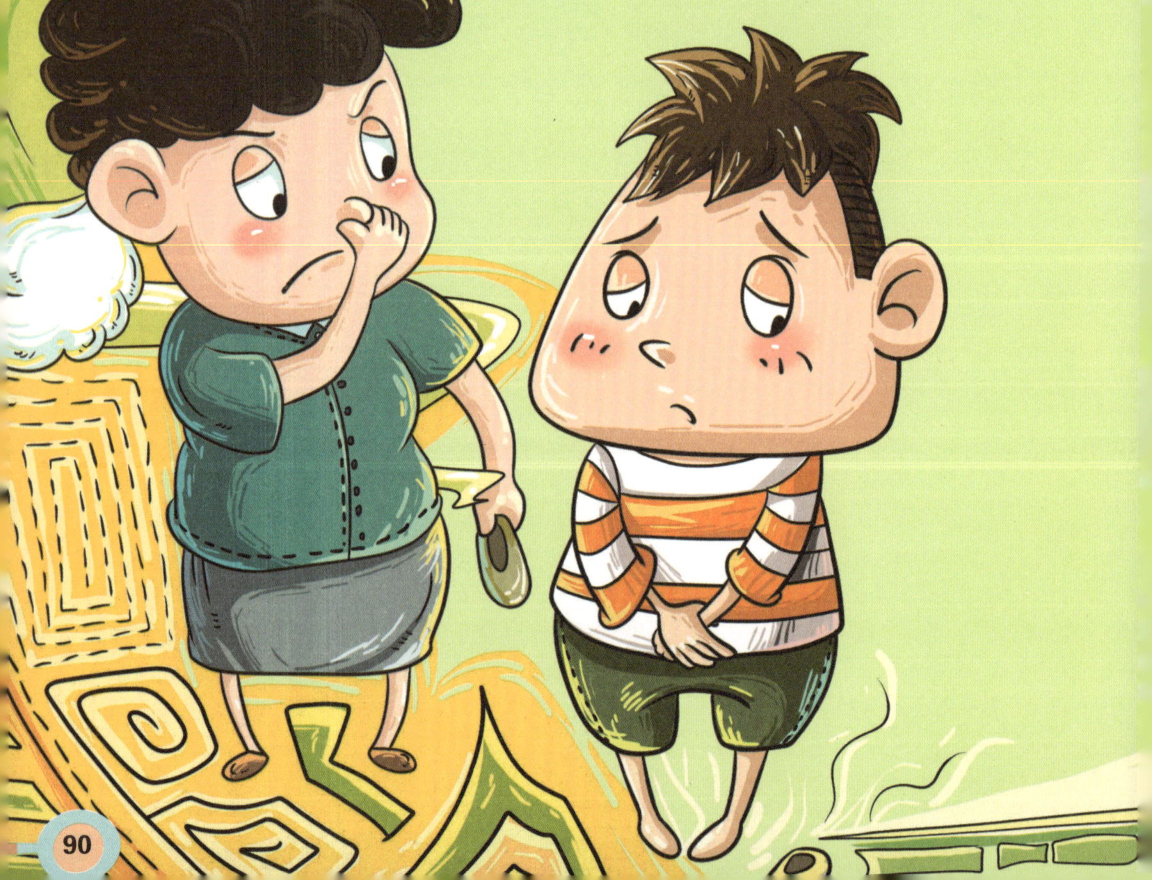

果仅仅用一两天药是不能彻底杀死的。而且，有的患者真菌只停留在皮肤表面，比较容易杀死。但也有很多患者脚上真菌感染很深，用几天药或许可以杀死皮肤表面的真菌，使脚气看起来似乎被治好了，但潜伏在皮肤深处的真菌还没杀死，不久又会大量繁殖，并出现在皮肤表面，于是脚气又复发了。所以，人们在治疗脚气的时候一定要有耐心，即使症状消失了，也应该继续用药。专家认为，得了脚气的人一般应该用4周的时间来治疗，而且每天都要坚持用抗真菌药，这样才能彻底治好脚气。

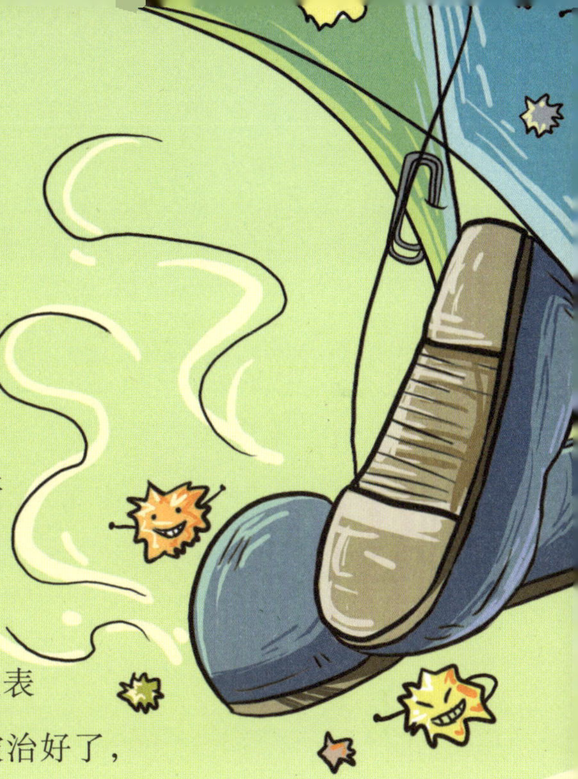

你一定不想得脚气，那就快学会下面的方法吧，它们会让你远

离脚气。

最好选择透气性好的鞋袜，不要穿胶鞋和不透气的球鞋。同时，鞋子要经常晒，袜子要勤换洗。

在去公共澡堂洗澡时，或去游泳池游泳时，不要光着脚到处乱跑，不要穿别人用过的拖鞋、浴巾等。

家里的洗漱间要常用漂白粉或消毒液等消毒（记得要选择对人体伤害小的消毒液）。

家里的鞋柜要经常通风、晾晒，还可以在鞋柜里放一些干燥剂，让鞋柜保持干燥，以免霉菌在鞋子里滋生。另外，还可以在鞋柜里放一些茶叶、竹炭、香料等，既可以杀毒，又可以消除臭味。

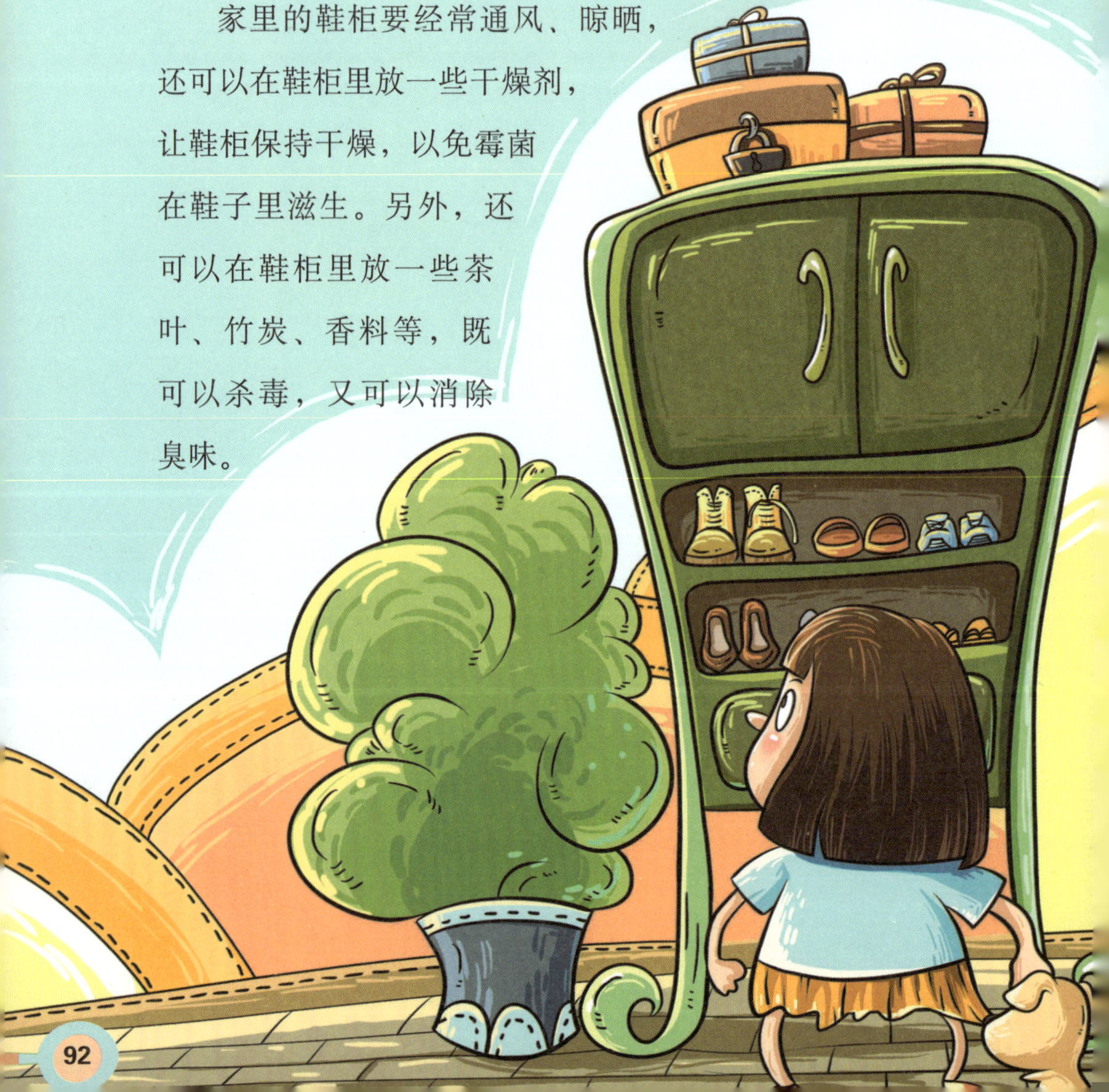

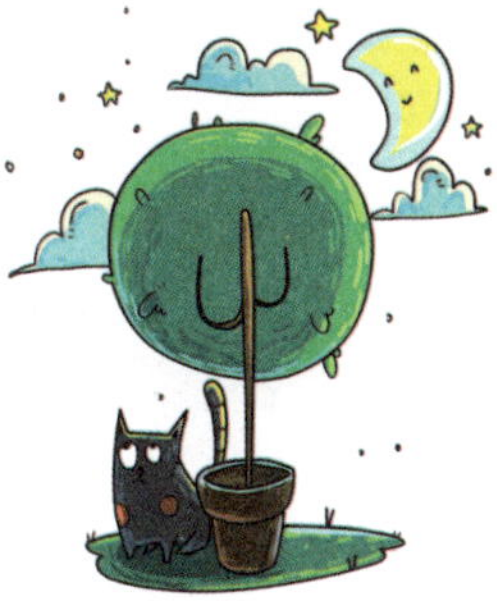

什么是脚气病？

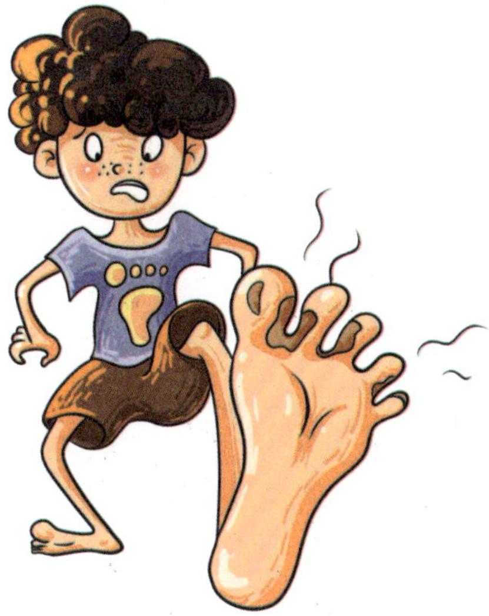

“脚气”一说，在古代就有了，但古人说的是“脚气病”，与我们提到的脚气不是一回事。脚气病是一种因人体缺乏维生素B1而引起的全身性疾病。得了脚气病的人，会觉得胃总是不舒服，会出现容易激动、容易疲劳、记忆力减退、失眠、便秘、体重下降等症状。病情严重时，人们还会觉得肢端麻木、感觉异常、站立困难等。

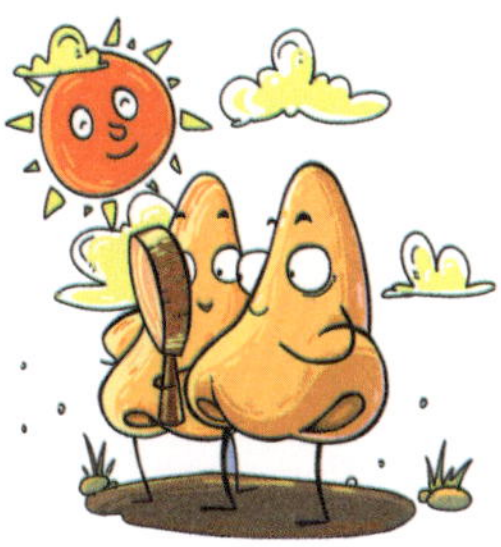

真菌和细菌

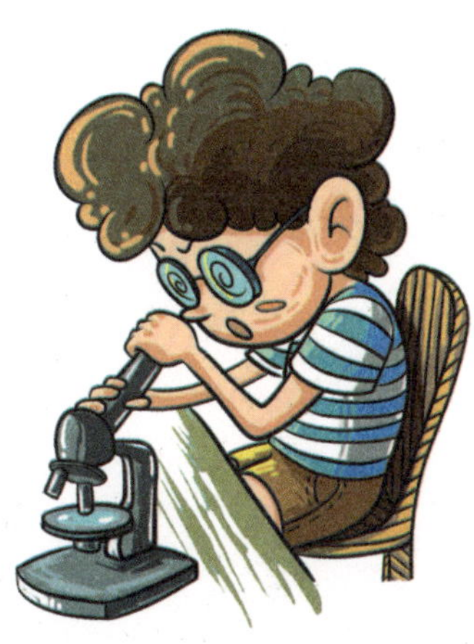

在自然界中，除了植物和动物，还有人眼看不见的微生物：真菌和细菌。

真菌是唯一具有真正的细胞核和完整的细胞器的微生物。有些真菌对人类有害，有些真菌对人类有益，例如人们会利用真菌给面粉发酵，人们做酱油、酒和豆腐乳时也要用真菌来发酵。好多蘑菇也属于真菌。

细菌没有细胞核，细胞器也很少，属于原核细胞型微生物。

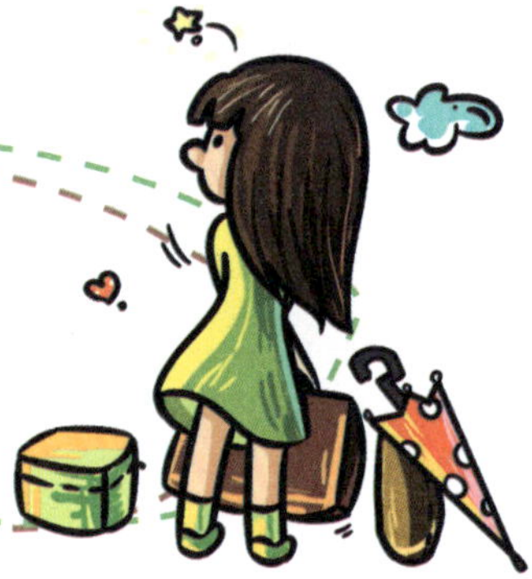

小胖子，快减肥

大人们有时会说："能吃是福"，又怕自己的孩子吃得少，营养跟不上，所以总希望自己的孩子能多吃点、吃得好一点。这样做的结果是什么呢？结果就是造就了一个又一个的小胖子。

那些比较胖的人身上的肉看起来似乎特别松软，当他走路或摇晃时，身上的肉也在颤动、摇晃。这是因为他的皮肤下面堆积了太多的脂肪。

你们见过脂肪吗？你们肯定都见过猪肉，那白花花的肥肉就是脂肪。每个

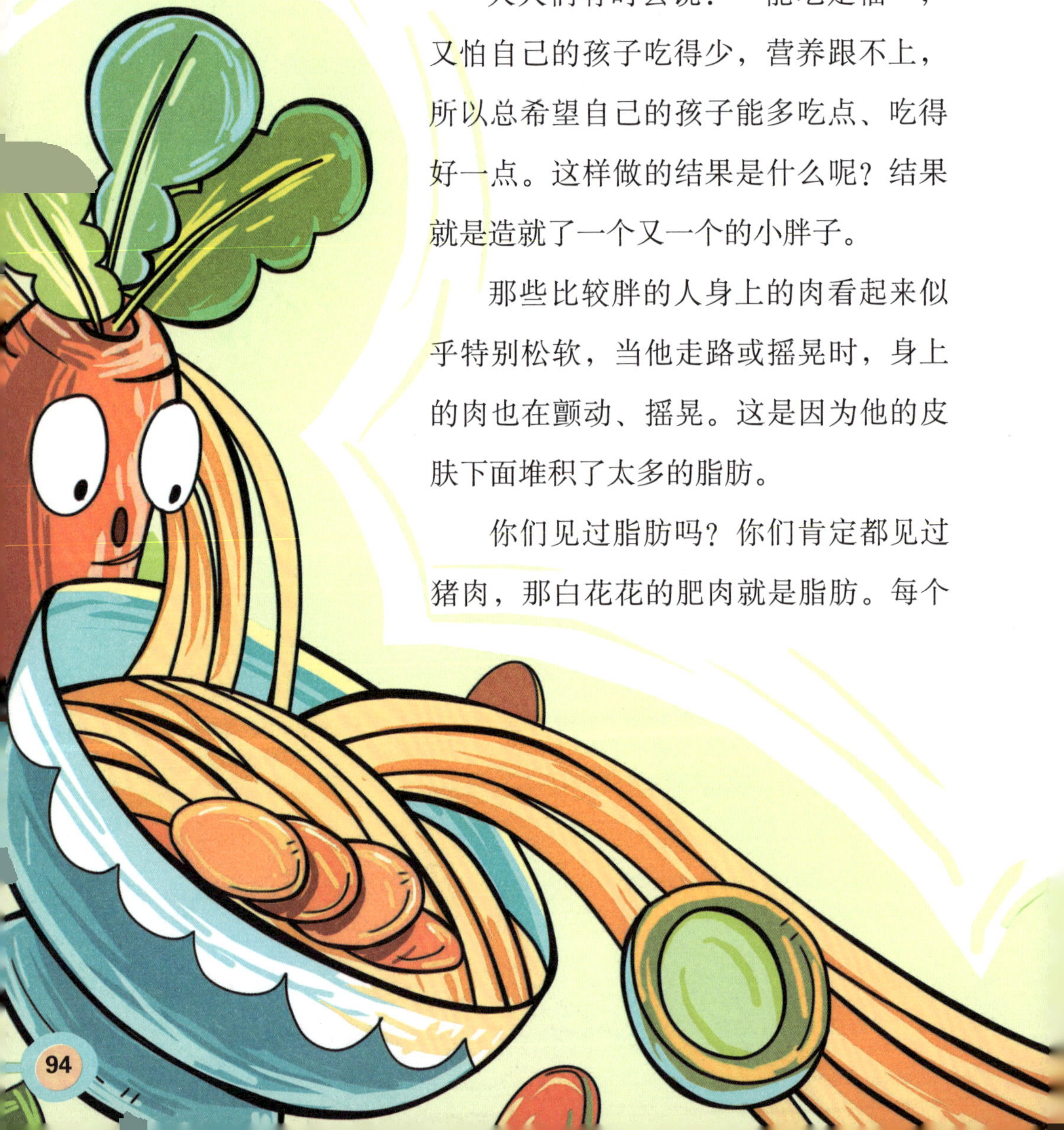

人的身上都有脂肪，它对我们身体的作用非常大。它就像人们身体里的一个储存能量的“银行”。当人们摄入的热量太多时，多余的热量就会变成脂肪，储存在身体中，以备日后需要。当人们身体里的能量快用完时，“脂肪银行”又会自动将一些脂肪转化成能量，供身体使用。另外，脂肪还能起润滑作用，保护人们身体的骨骼和其他器官不会受到损伤；它还能将人们的躯体与外界隔离开，保持体温。当一个人身体里堆积的脂肪太多，那他就变成胖子了。

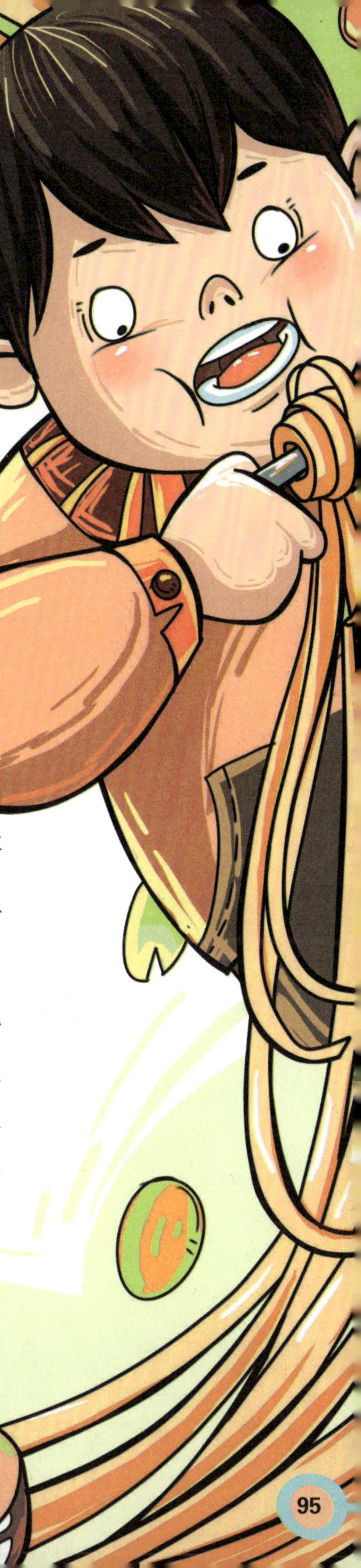

如果你变成了小胖子，可要想办法减肥了。或许有人会说：我为什么要减肥呀，肥胖又不是病，我这样挺好的。这话似乎有一定的道理，因为有些比较胖的人除了体型不太好看，其他方面看起来确实挺好的，能吃能喝，能跑能跳，什么也不耽误。但是，肥胖对我们身体的危害，就好像“温水煮青蛙”一样，在身体里的肥肉不知不觉变多的过程中，也给身体带来了许多慢性疾病。

身体肥胖，身体里的脂肪太多，会造成脂肪肝、高血脂、高血压和糖尿病，同时过多的脂肪也会给身体里各个器官带来压力，造成气喘、心脏不适等，增加中风和患心脏病的危险。身体里的脂肪太多，会影响身体吸收其他营养，从而影响体内的代谢功能、内分泌功能等。肥胖的人大脑容易缺氧，再加上身体笨重，所以反应比较慢，当遇到紧急情况时容易发生意外……

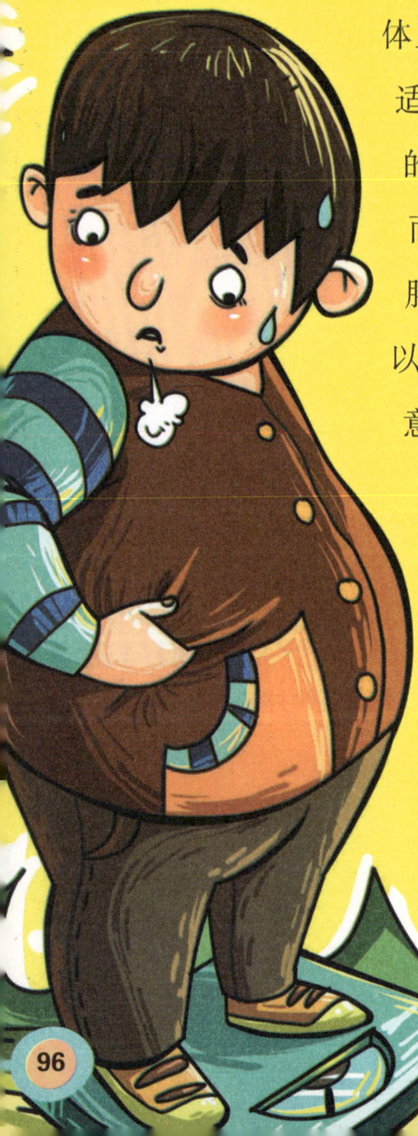

更重要的是，身体肥胖的人寿命将明显缩短，仅超重10%的45岁男性，寿命就比正常体重的人缩短4年。正是认识到肥胖对身体健康的危害极大，所以在1997年，世界卫生组织已经把肥胖列为一种疾病，就是肥胖症。肥胖症已经成为导致人类死亡的一个重大“杀手”。

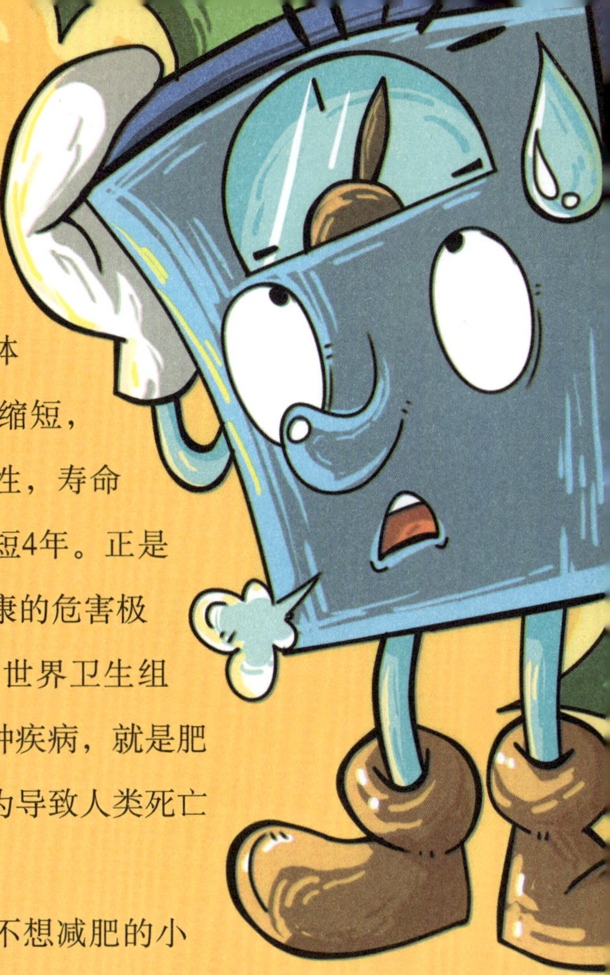

看了这些，那些不想减肥的小朋友还想坚持吗？当然，在减肥之前，我们先来弄清导致肥胖的原因。

有的肥胖是从父母那里遗传来的。如果你的爸爸妈妈都很胖，那么你有70%–80%的可能会成为一个肥胖的人。其中有一个肥胖，尤其是妈妈很胖，那你有40%的可能比较胖。

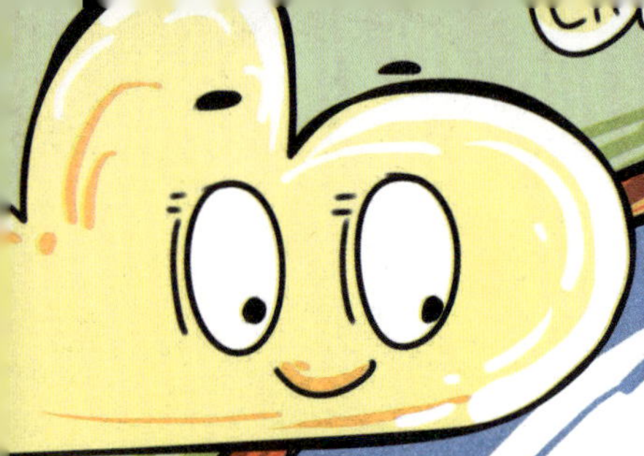

更多的肥胖是由于外在的原因。几乎所有肥胖的人都不爱运动，身体吸收的能量大都储存起来，变成了脂肪。如果人们吃的食物多是一些高脂肪、高热量食物，例如薯条、炸鸡、糕点、可乐、奶茶和各种鱼肉等，而很少吃粗粮、蔬菜和水果，很容易就会得肥胖症。晚饭吃得太多，也是肥胖形成的一个原因。

小朋友要想减肥，一定要选择正确的减肥方法。如果方法不正确，后果可能会非常严重。

比如很多人通过节食减肥，每天只吃一点点东西。这虽然有一定效果，却会带来很严重的疾病。人们吃的东西少，摄入的热量就比消耗的热量少，于是身体开始“燃烧”储存的脂肪。但是，脂肪燃烧的速度很慢，一旦人们吃得太少，甚至不吃饭，身体摄入的热量就严重不足，脂肪

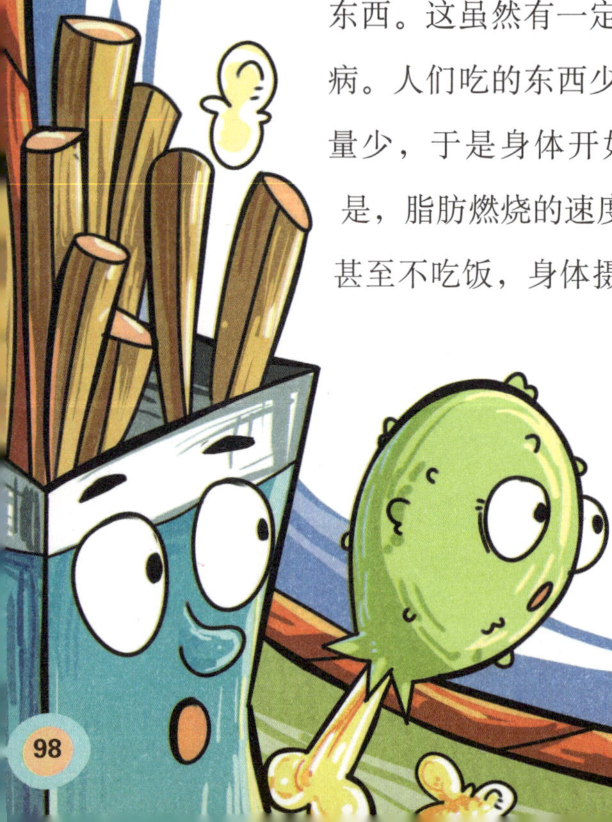

燃烧的速度却跟不上，身体便会去燃烧肌肉，使肌肉量减少，从而影响正常的新陈代谢，人体免疫力降低，各种疾病就找上门来了，严重的会造成心脏、血管疾病或心律不齐，甚至会死亡。

还有的人通过吃减肥药减肥，这也是很危险的，尤其对小朋友更加危险。

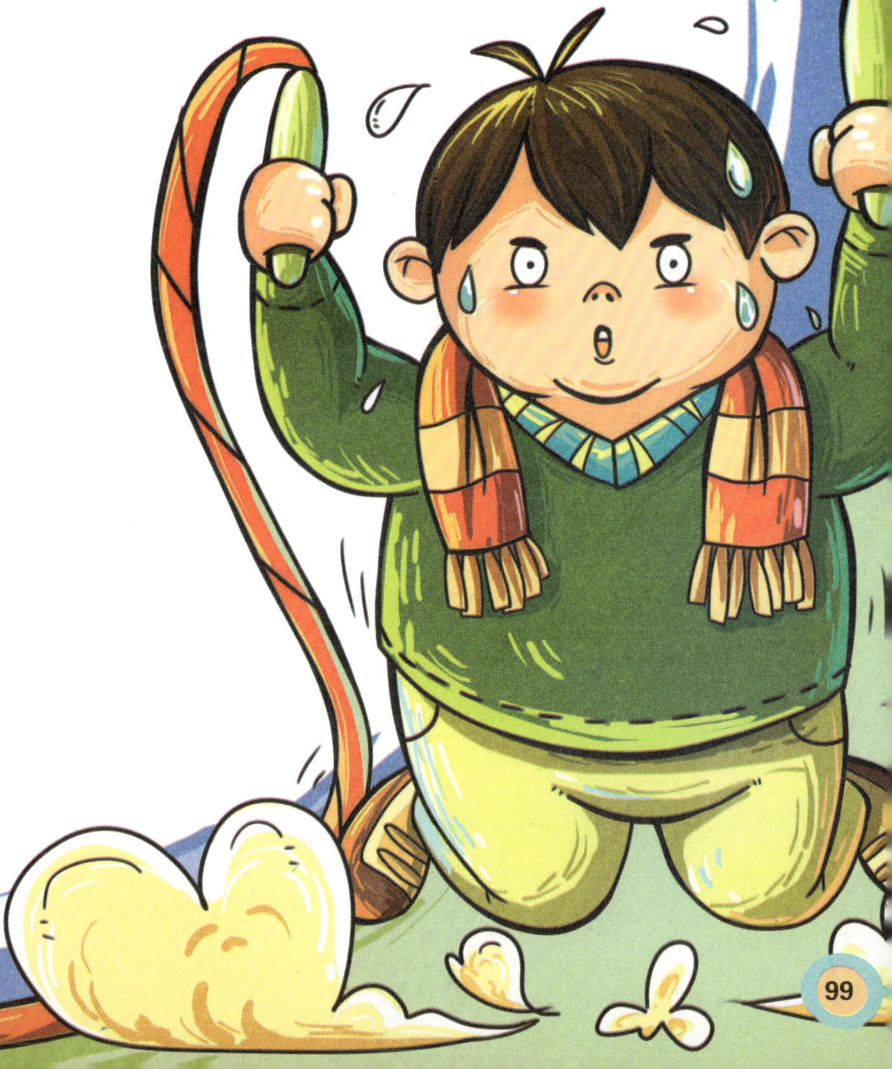

小朋友要想减肥，可以参照以下几个方面：少吃或不吃油炸的、富含奶油的食品，少吃或不吃饼干、蛋糕等方便食品，多吃五谷杂粮和新鲜的蔬菜水果；一日三餐要按时吃，特别要注意，要记得吃早餐。

平时要多运动，少坐电梯，多爬楼梯；少坐车，多走路或骑自行车；空闲时间，不要总坐在家里看电视或玩游戏，去外面做一做你喜欢的运动。

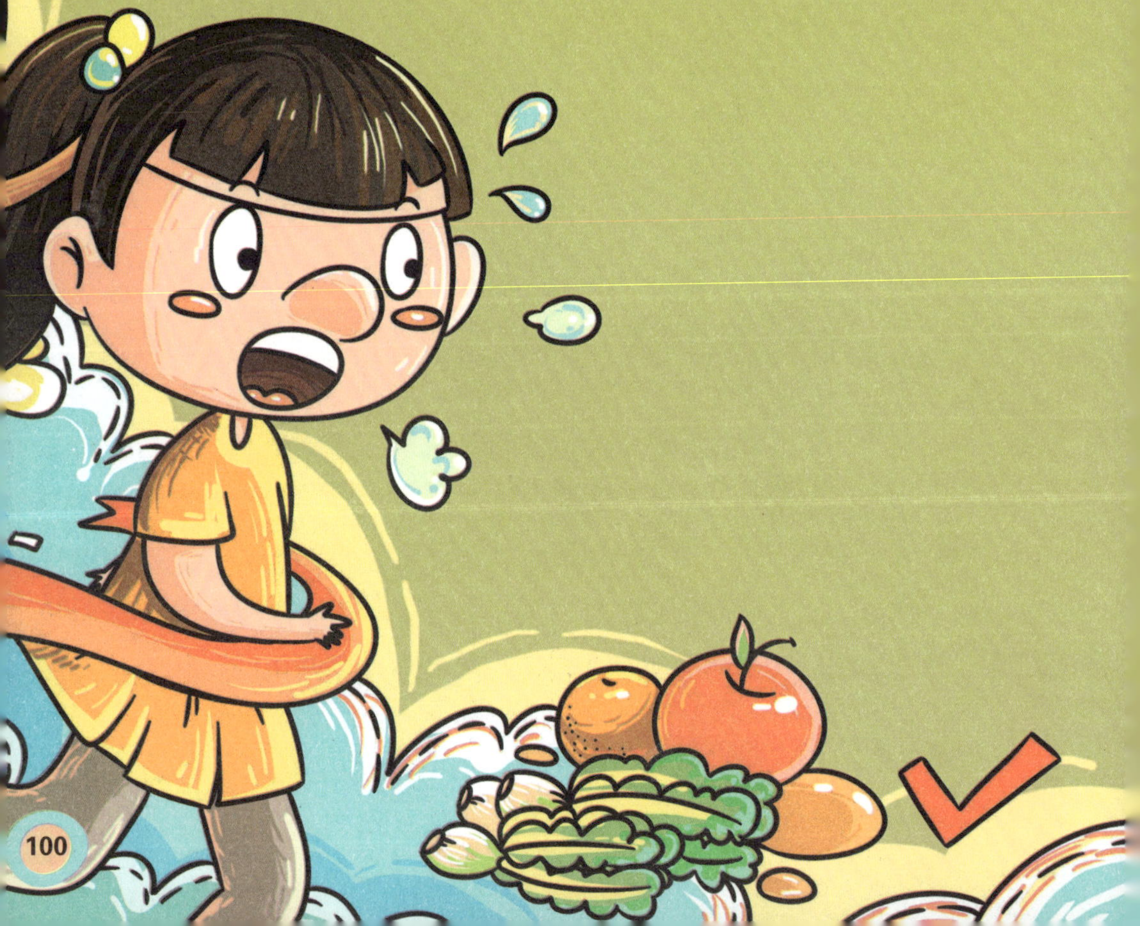

“离不开”的疼痛

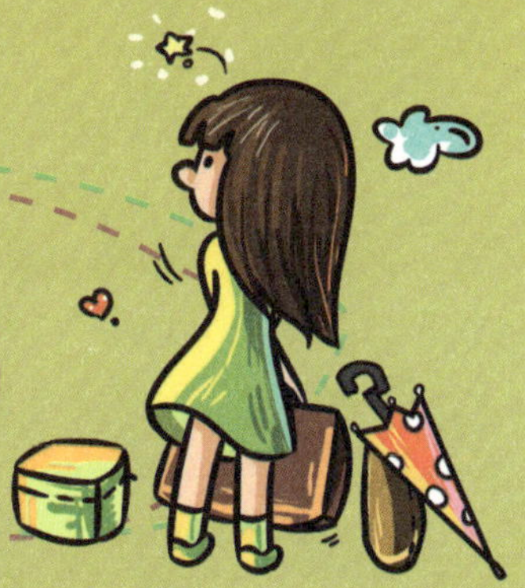

疼痛，实在是一种让人痛苦的体验。可以非常肯定地说，所有的人都不会喜欢疼痛！但它却总是时常出来“折磨”我们，逃也逃不掉。可以说，人的一生，就是疼痛的一生。那什么是疼痛呢？我们为什么会感到疼痛呢？

1979年，国际疼痛学会将疼痛的概念定义为：疼痛是一种不愉快的感觉和情绪上的感受，伴随着现有的

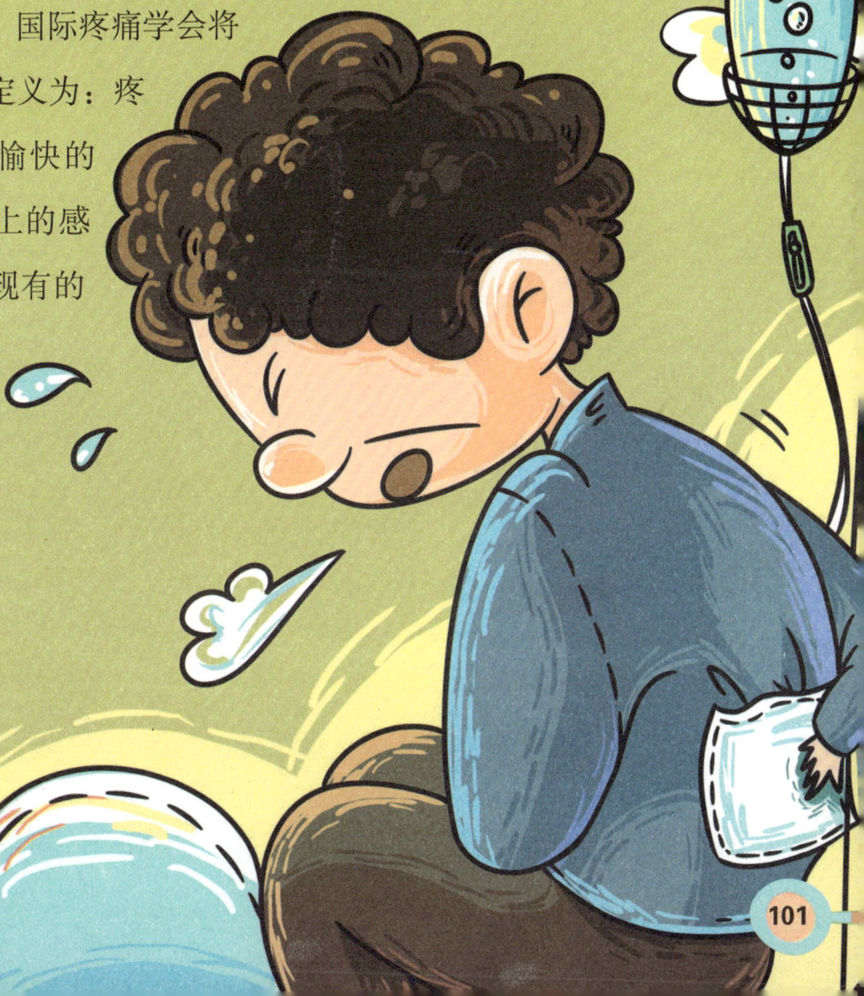

或者潜在的组织损伤。

在我们的身体里，有很多神经。有视觉神经，可以让人看东西；有嗅觉神经，可以让人闻气味；有运动神经，可以让人跑步、走路、眨眼……还有痛觉神经，能让人感觉到疼痛。在我们身体的各个部位，都分布着能感受到疼痛的痛觉感受器，它是一种游离神经末梢，位于痛觉神经的最末端。痛觉感受器一旦受到灼烧、磕碰、刀砍等刺激，就会通过痛觉神经把这种刺激传递给大脑，接着我们就感到疼痛了。

疼痛可以分为“快痛”和“慢痛”两种不同的痛觉。如果你的皮肤不小心被刀子割伤、摔倒碰伤，或者被开水烫伤的时候，你首先会感觉到一种尖锐的“刺痛”，而且你很清

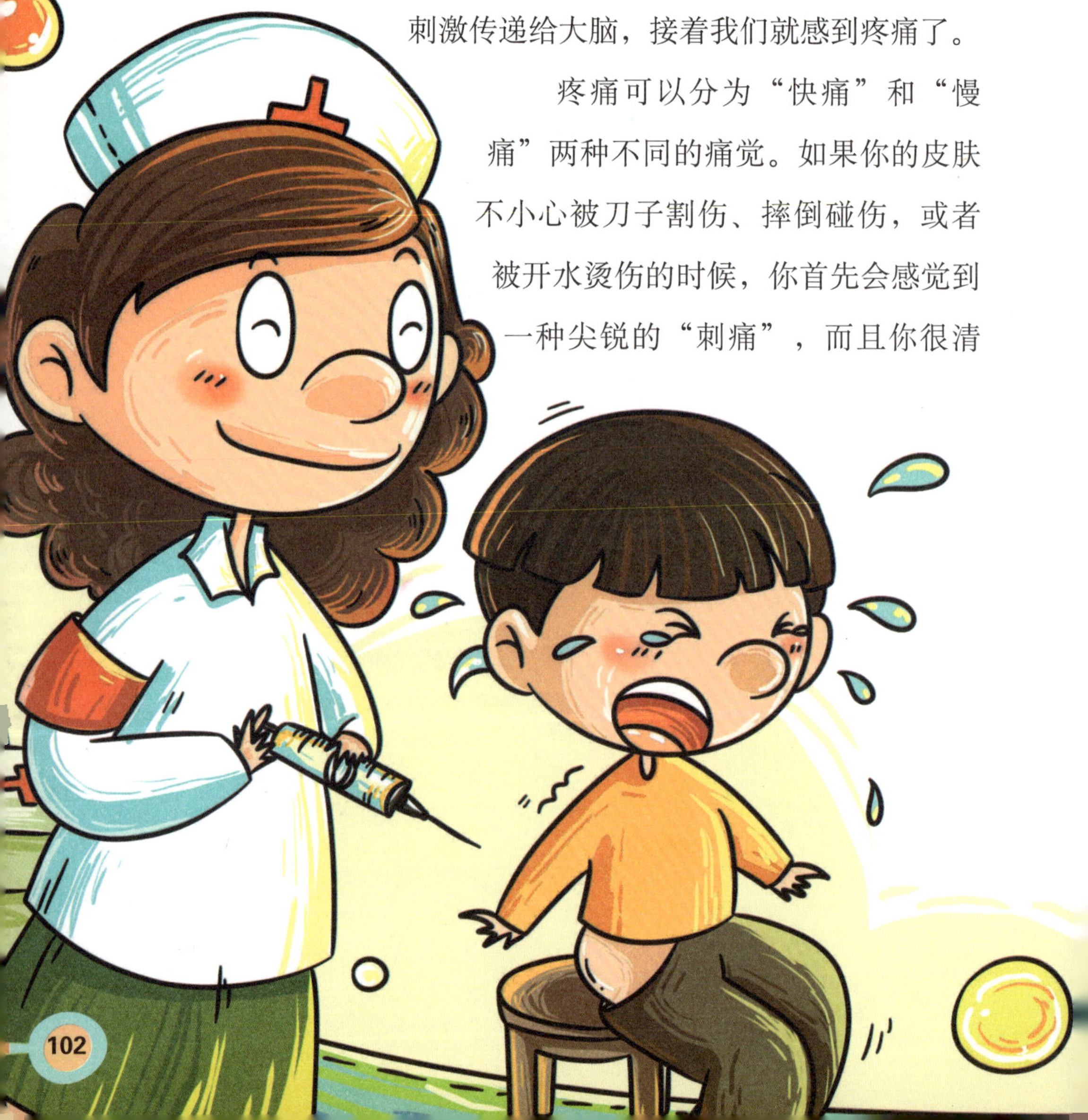

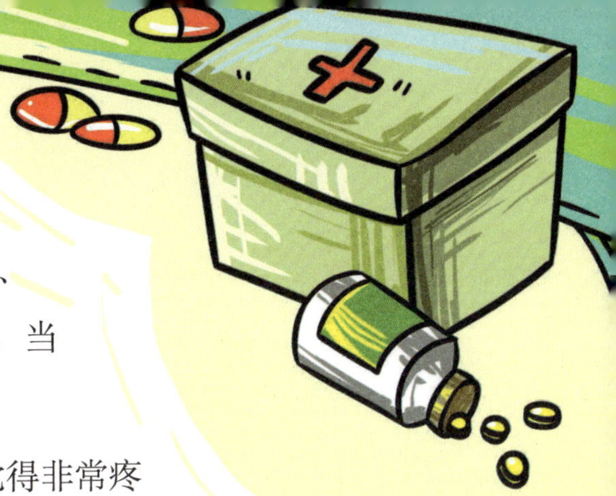

楚地能感觉到是哪里痛，这就是快痛。你的皮肤一旦碰到刀子、开水等刺激，就会迅速产生快痛，当这些刺激消除后又很快消失。

在快痛消失后，你往往还会觉得非常疼痛而且难以忍受，却又不能清楚地感觉到哪里痛，这就是慢痛，在刺激消除后0.5—1.0秒产生，并且会持续几分钟。

疼痛实在不是一种好的感觉，它会让人痛苦和害怕，有很多小朋友一听说要打针，就吓得哭起来，不小心摔疼了，也要大哭一阵。所以，大概有很多小朋友希望自己可以感受不到疼痛。这样就算跟人打架，别人也打不疼自己，自己却能打疼别人，不是占了很大的便宜吗？

小朋友想得挺美，但如果不能感觉到疼痛，才会有大麻烦呢！举个例子，在你不知不觉中手碰到了火，你一被火烧

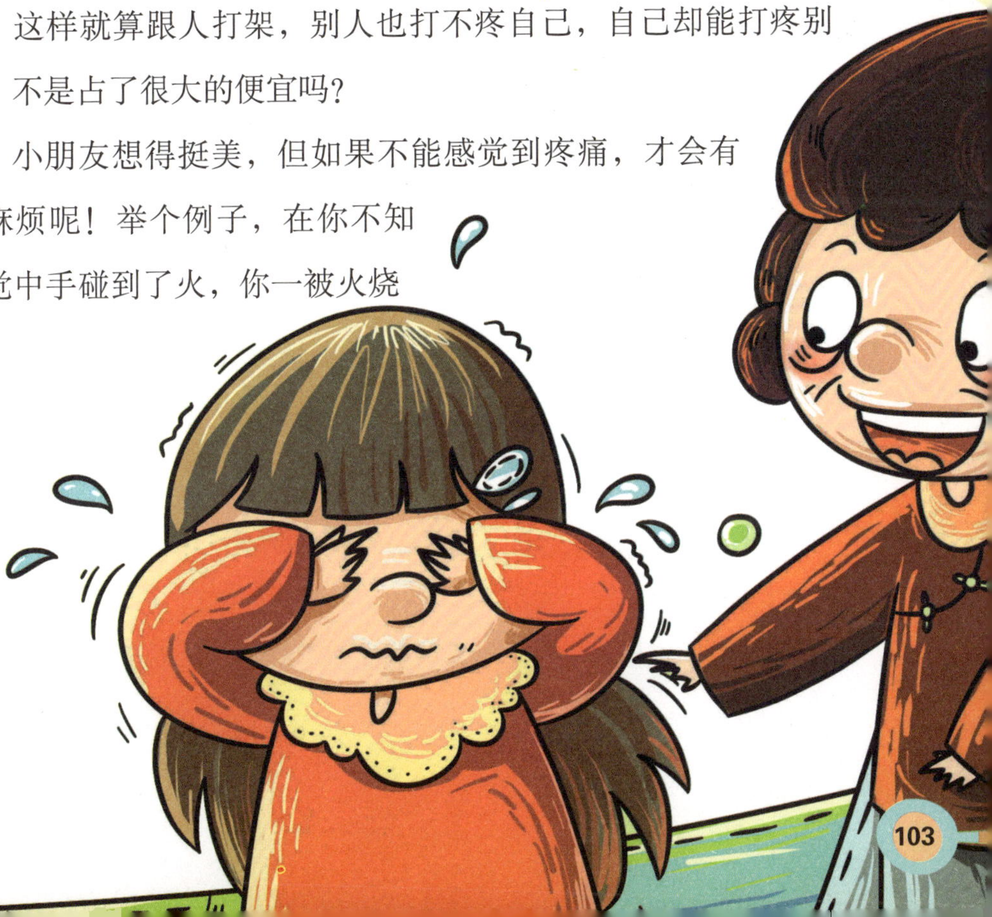

到，感觉到疼痛，就会下意识地快速把手缩回来。这个动作是如此迅速，在你反应过来之前，手已经离开了火。如果你感觉不到疼痛，可能要过很长一段时间才会发现危险，但太晚了，你的手肯定已经被严重烧伤了！

疼痛，是大自然精心设计的一个礼物，让包括人类在内的动物们在受到伤害时，能感到与伤害程度相当的疼痛，这会给我们发出警告，让我们对危险迅速作出反应，躲避危险，保护自己的身体，防止自己受到更多伤害。

小朋友在生病时，往往也伴随着疼痛，这会促使你去看医生。

尽管小朋友不喜欢，我们仍然需要疼痛。感受到疼痛，并依据疼痛作出反应，是能够救命的！有研究显示，对疼痛感觉天生迟钝的人平均寿命更短。所以不管我们喜不喜欢，都离不开疼痛。

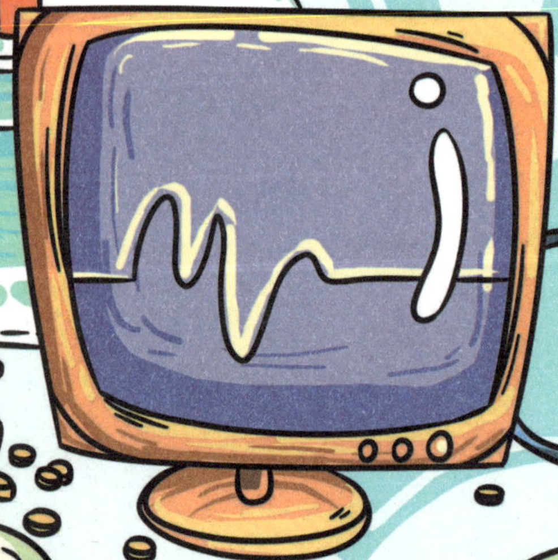

每个人只要活着，就能

感受到疼痛。所以，世界卫生组织在体温、呼吸、脉搏、血压这四大生命体征之外，又将疼痛列为第五大体征。与前面四个体征相比较，疼痛有点特别。我们可以用体温计测量出体温是多少，可以用血压计测量出血压的高低，也可以数出一分钟呼吸多少次和脉搏的次数，但是没有任何仪器可以测量疼痛。

疼痛的程度与我们的个人感受有很大关系，所以很难用工具来测量。例如，常年做家务的老婆婆被刚出锅的馒头烫到，她可能并不在意，也不觉得疼痛。但是，如果换成一个手很娇嫩的小朋友，他可能会疼得大叫起来。

再比如，我们东方人具有极大的忍耐精神，与美国和西欧人相比，更能忍耐疼痛。美国和西欧人是世界上人均使用镇痛药最多的，东方人的使用量还不到他们的1/6。被同样的刀割破一个同样深浅、大小的伤口，东方人可能

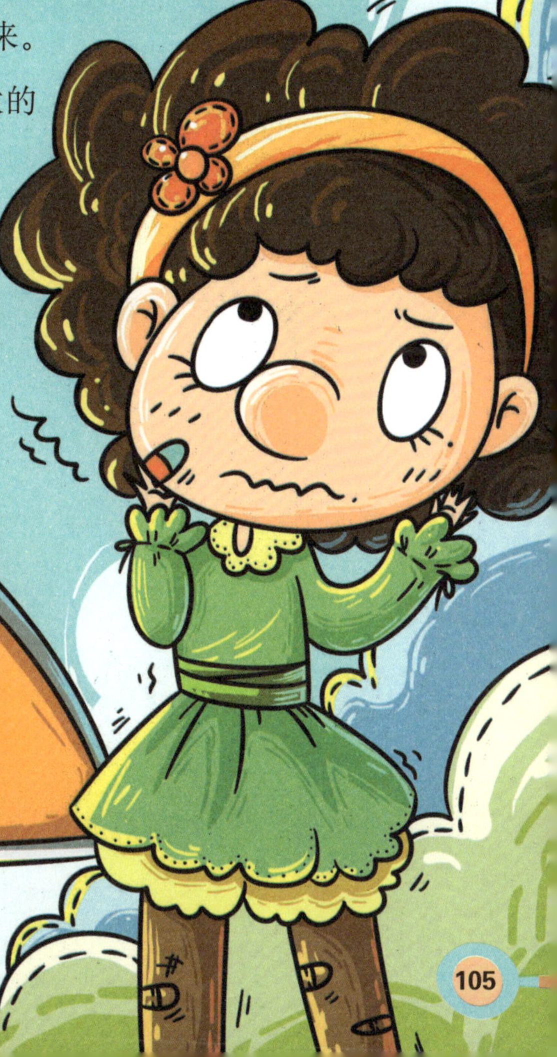

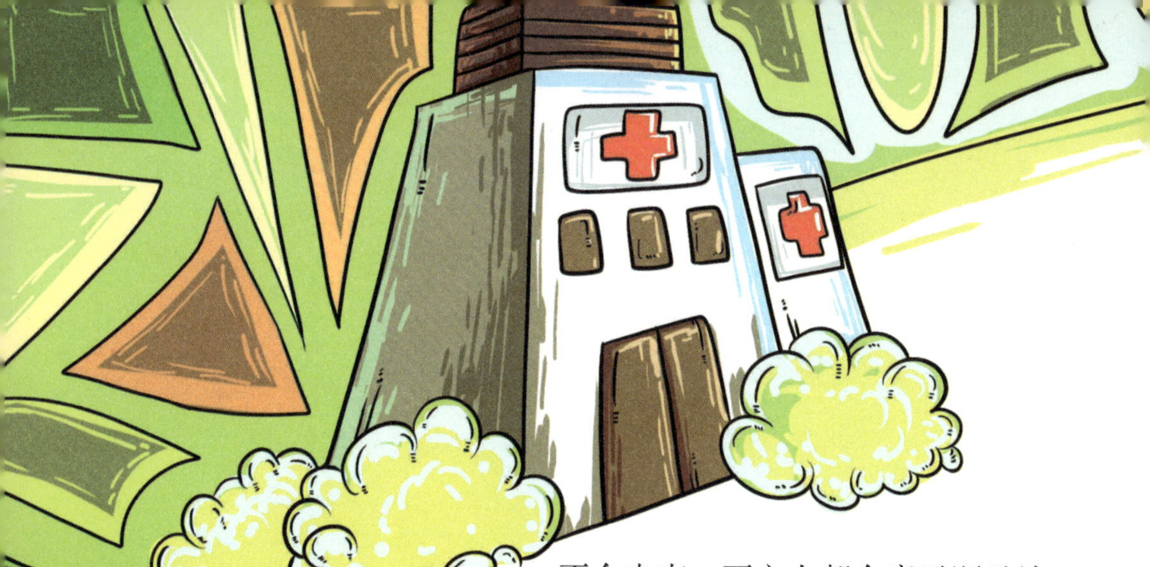

不会出声，西方人却会毫无顾忌地呻吟哭叫。

疼痛是复杂的，想要测量，不仅要靠人们在疼痛时的身体反应，还要看人们的心理感受，倾听人们对疼痛的描述。

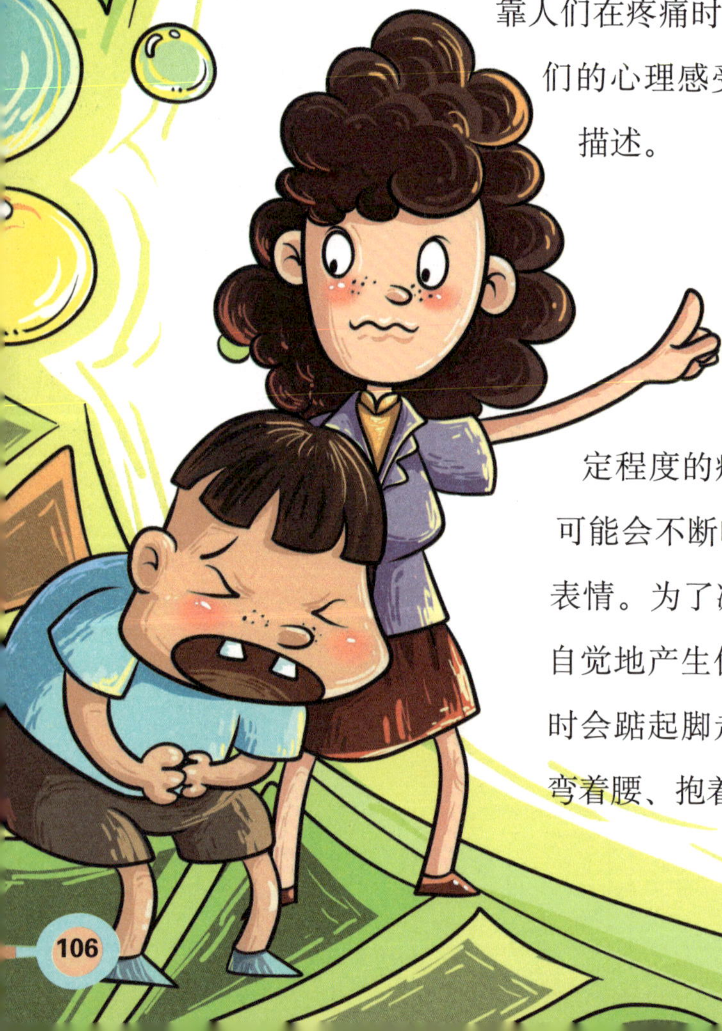

一般情况下，疼痛会让人们的一些行为和举止发生改变，记录这些改变能反应一定程度的疼痛。在疼痛时，人们可能会不断呻吟或出现极其恐怖的表情。为了减轻疼痛，人们可能不自觉地产生保护性反应，例如脚疼时会踮起脚走路；肚子疼时，常会弯着腰、抱着肚子，显得很痛苦。

不偏食，身体好

小朋友，你见过得大脖子病的人没有？你不妨可以想象一下，一个人的脖子肿得比一个人的头还大，太恐怖了。这主要是因为这个人的身体中缺乏碘导致的。而吃海带等产品可以极好地弥补身体需要的碘。还有的小朋友晚上看不清物体，甚至在白天的黑暗处也看不清物体，这是夜盲症的表现。而多吃胡萝卜、动物肝脏、鲜菠菜、苹果等食物，有助于人体对维生素A的吸收，从而可以防止夜盲症的发生。

由此可见，人的身体状况跟人的一日三餐密切相关。有的小朋友很喜欢吃糖，这也是个对身体很有益处的饮食爱好。例如，肝脏中的糖，可以帮助肝

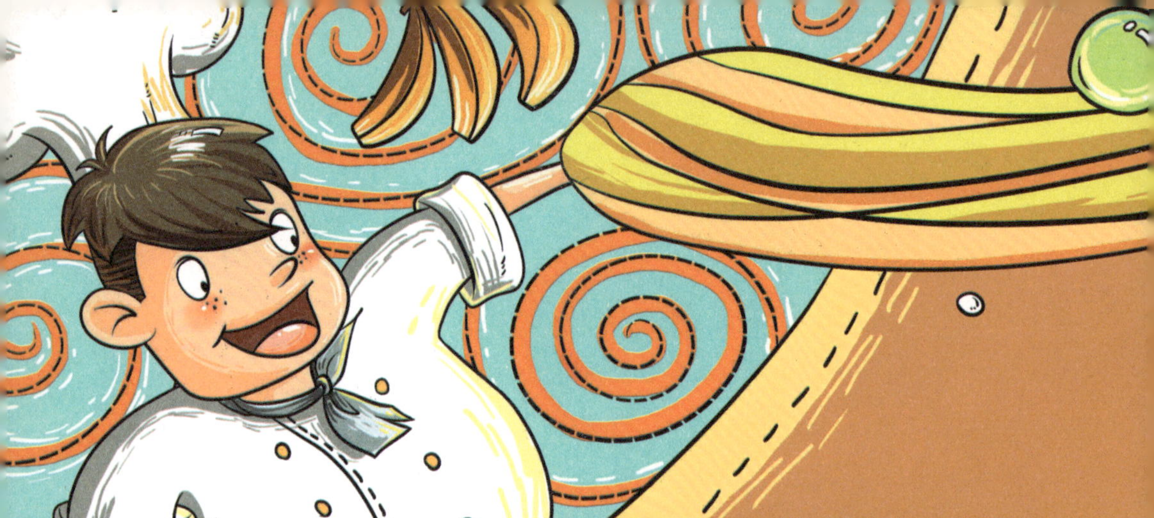

脏驱除毒素对人体的侵害。血液中的糖，有助于提高人的免疫力。如果食物中长期缺糖，会导致全身无力、疲乏、血糖含量低，容易感到头晕、心跳加快、脑子不好使等等。但是，吃糖过多也不是好事儿。超过人体需要的糖会被转化成脂肪存储在人的身体里，从而导致肥胖。

蛋白质被看做是人的生命的基础，没有了蛋白质也就没有了生命。人体中的每一个细胞和所有重要组成部分，都有蛋白质的参与。大部分食物都含有蛋白质，肉类和奶制品食物所含的蛋白质含量比其他食物蛋白质含量要

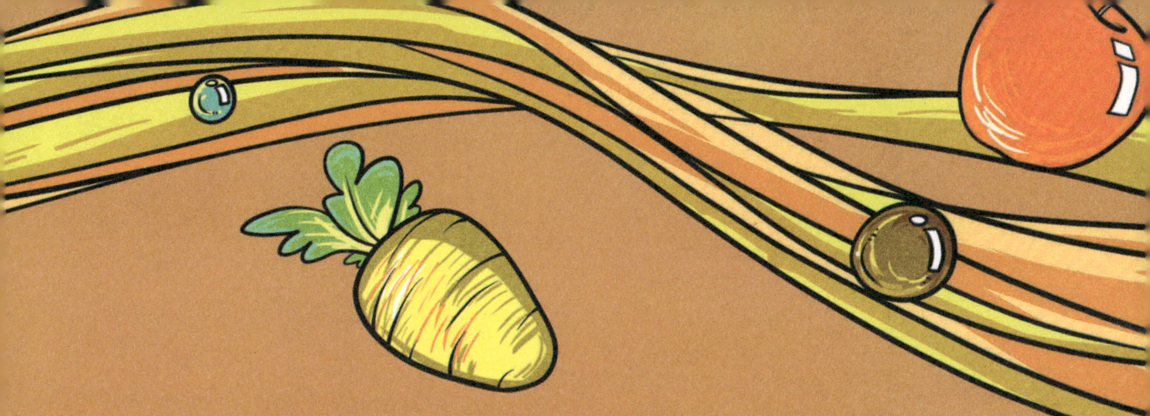

高。鱼和虾类食物中蛋白质的含量也比较高。

人体的血液中需要一定的铁，牙齿和骨骼中也需要钙和磷。总之，人的身体还需要丰富的矿物质。而蔬菜、谷物及鱼虾等都含有丰富的矿物质。另外，水果、蔬菜和谷物包含了人体需要的各种维生素。如果某种维生素缺乏，便会导致某种疾病的产生。例如，长期缺乏维生素C会导致坏血病的产生，人的身体感到疲倦乏力，面色苍白，牙龈肿痛出血等，最终就会死去。

人体既然要吃进食物，也就需要排出。排出废物和毒素，这就需要借助于纤维素。这是人体不能消化的东西，很多绿叶菜、粗粮等含有的纤维素比较多。纤维素摄入量少，粪便就会

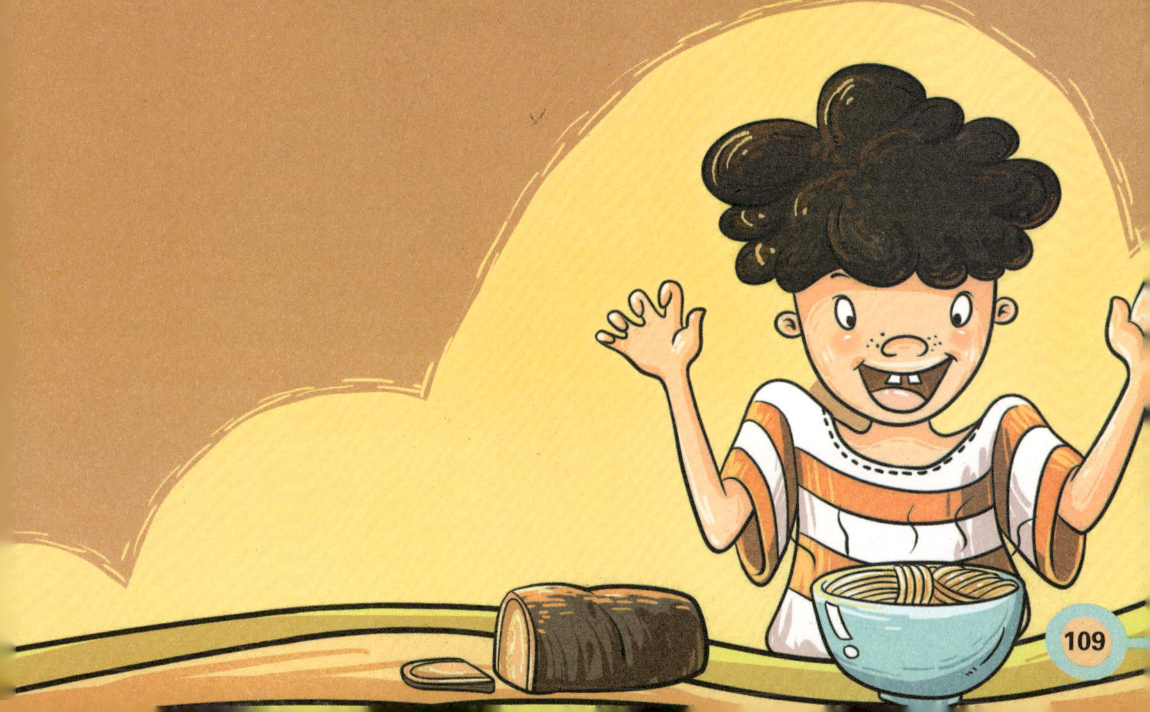

容易变硬，不容易排出。

食物对人体来说是必不可少的，然而，水似乎更加重要。人体的各种生理活动都离不开水。人体需要的各种营养，只有溶解在水中才能通过血液被输送到身体各部分。没有水，人便没有汗液，人的体温得不到平衡，一些毒素也无法排出。实践证明，一个人断水比断食死得更快，可见水的重要性。人体每天需要一升半的水，即便不渴，也需要喝一些水，每次喝水不要间隔太久，而且白开水是人体最好的饮料。

看到这里，如果你想做个健康快乐的人，那就要健康饮食，不偏食，多喝白开水。

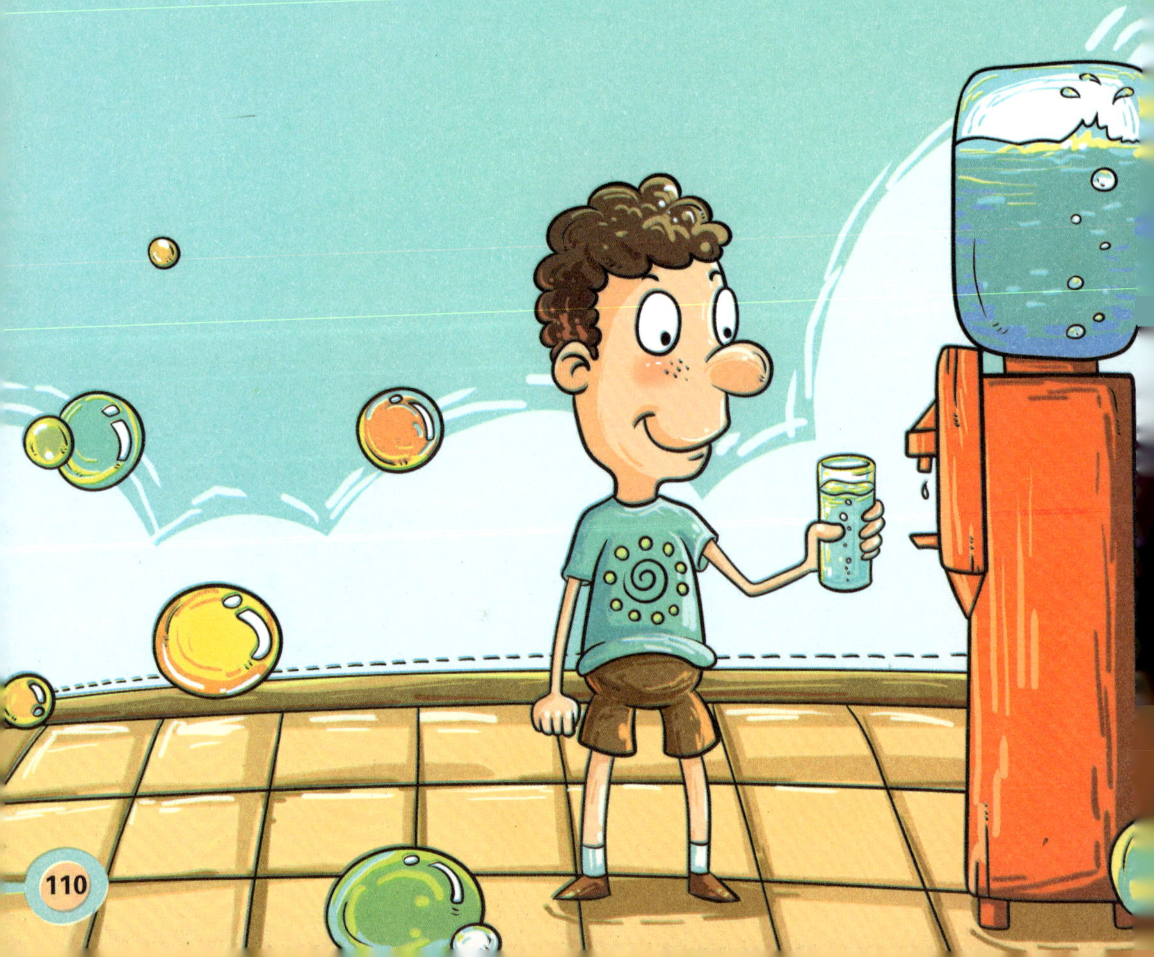

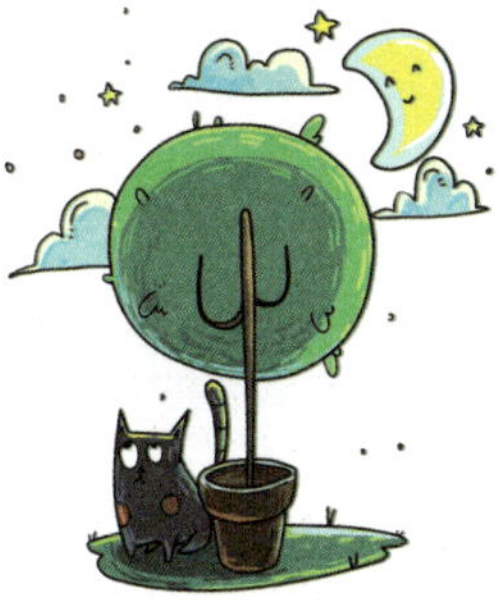

什么是细胞？

我们都知道，一个学校分为很多年级，每个年级分为很多班，每个班又分为很多小组，每个小组里面有几个同学组成。也就是说，单个学生是一个学校的最小组成单位。那么组成人体的最小单位是什么呢？这就是细胞。细胞是构成生物体最基本的结构和功能单位，细胞包括细胞膜、细胞质和细胞核。它可以独立进行繁殖，因此被称为“生命活动的基本单位”。

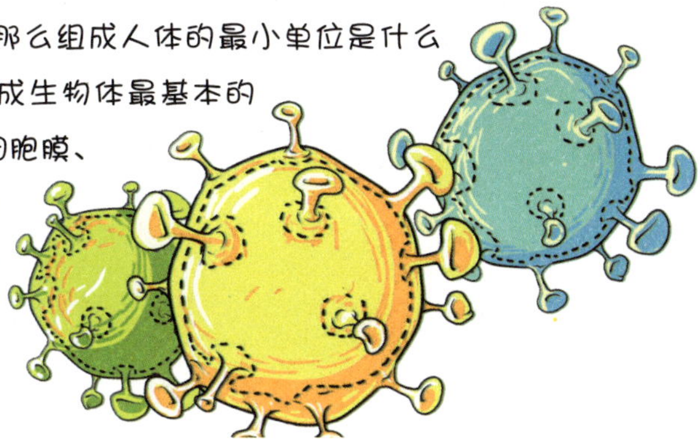

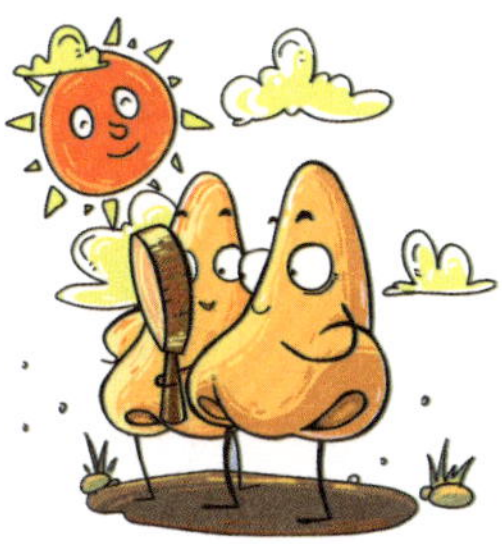

什么是蛋白质？

蛋白质占人体的16%——20%，人体内的蛋白质种类和功能繁多，但是只有20多种氨基酸在起作用。氨基酸是构成蛋白质的基本单位，它们的组合比例不同，决定了蛋白质的性质和功能的不同。人摄入的蛋白质，也是先经过消化，变成氨基酸，然后再转化成人体需要的蛋白质的。

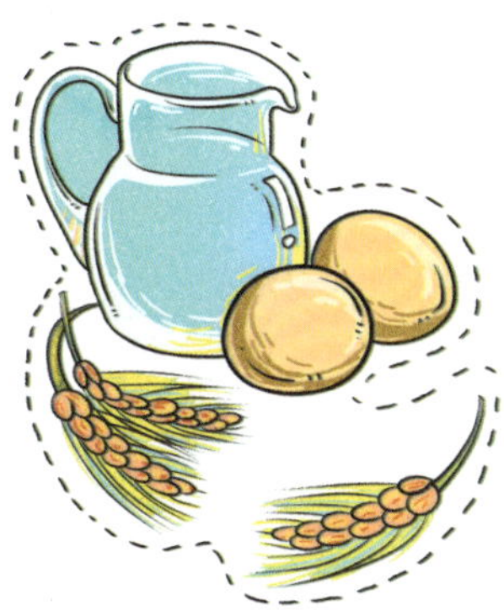

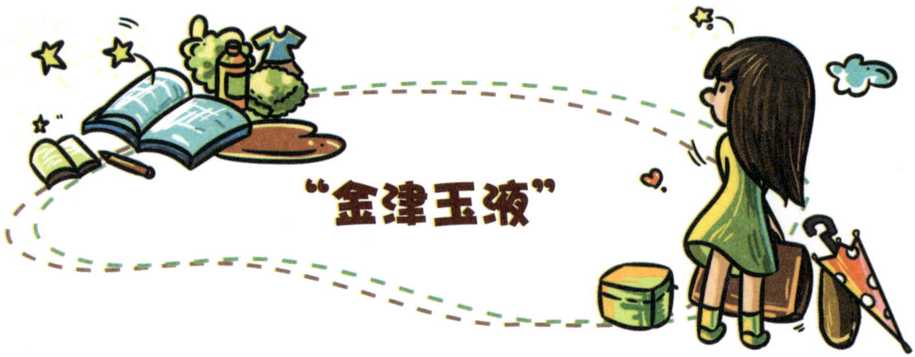

“金津玉液”

小朋友一看到“金津玉液”，一定会认为是什么特别好喝、有营养的饮料。这跟身体有什么关系？出现在这里是不是太奇怪了！其实这里的“金津玉液”不是什么饮料，而是唾液，就是我们俗称的口水。

人们的嘴里无时无刻不在分泌着一种无色、稀薄的液体，这就是唾液。唾液是由口腔中的唾液腺分泌的。唾液腺在正常情况下受大脑皮层控制。

正常人每天要分泌唾液1.0—1.5升，相当于两三大杯水，这么多的唾液一般会被人们在不知不觉中咽进肚子里。

一般人在醒着时分泌的唾液比较多，睡觉时只分泌少量唾液，以滑润口腔黏膜和保护牙齿。但在特殊情况下，睡觉时也会分泌大量唾液，此时的唾液无法被吞咽，以至于会流口水。比如，睡觉时梦见美食，会刺激唾液分泌；有人睡

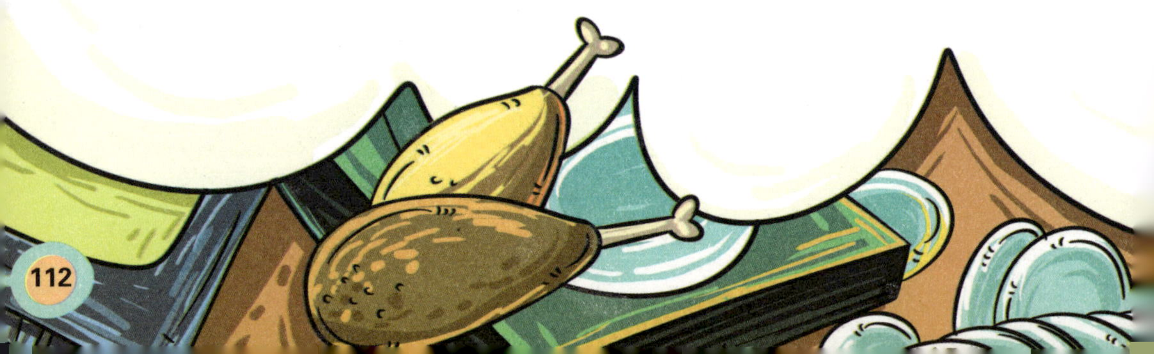

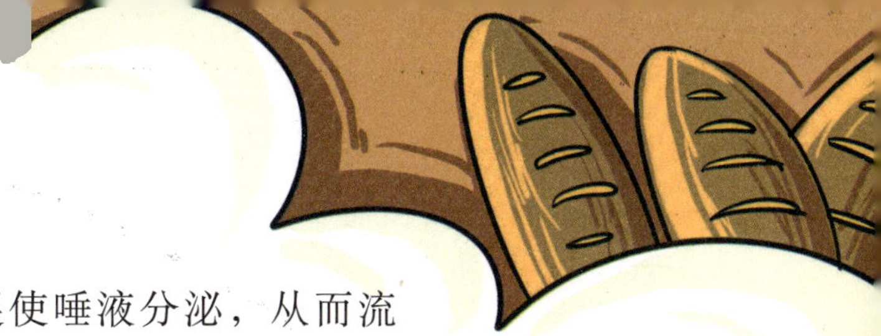

觉时爱磨牙，也会促使唾液分泌，从而流口水；感冒时，鼻子不通气，只能张嘴呼吸，这会使嘴里发干，然后促使唾液分泌增多，也会流口水；如果口腔发炎或牙疼，也会刺激唾液分泌，引起睡觉时流口水。

几个月大的小婴儿因为吞咽功能还没发育好，很多口水不能被及时咽进去，所以常会流口水，连胸前的衣服都会被浸湿。另外，很多中风偏瘫的人也常会流口水。

唾液向来给人一种不洁不雅的感觉，但实际上，唾液对身体健康有很大好处。在古代，人们就认识到了唾液的好处，还送给唾液许多美称，如“金津”、“玉液”、“玉泉”、“琼浆”、“玉醴”、“华池神水”等。

唐代名医孙思邈在他的著作《千金要方》中，记载了一个故事：

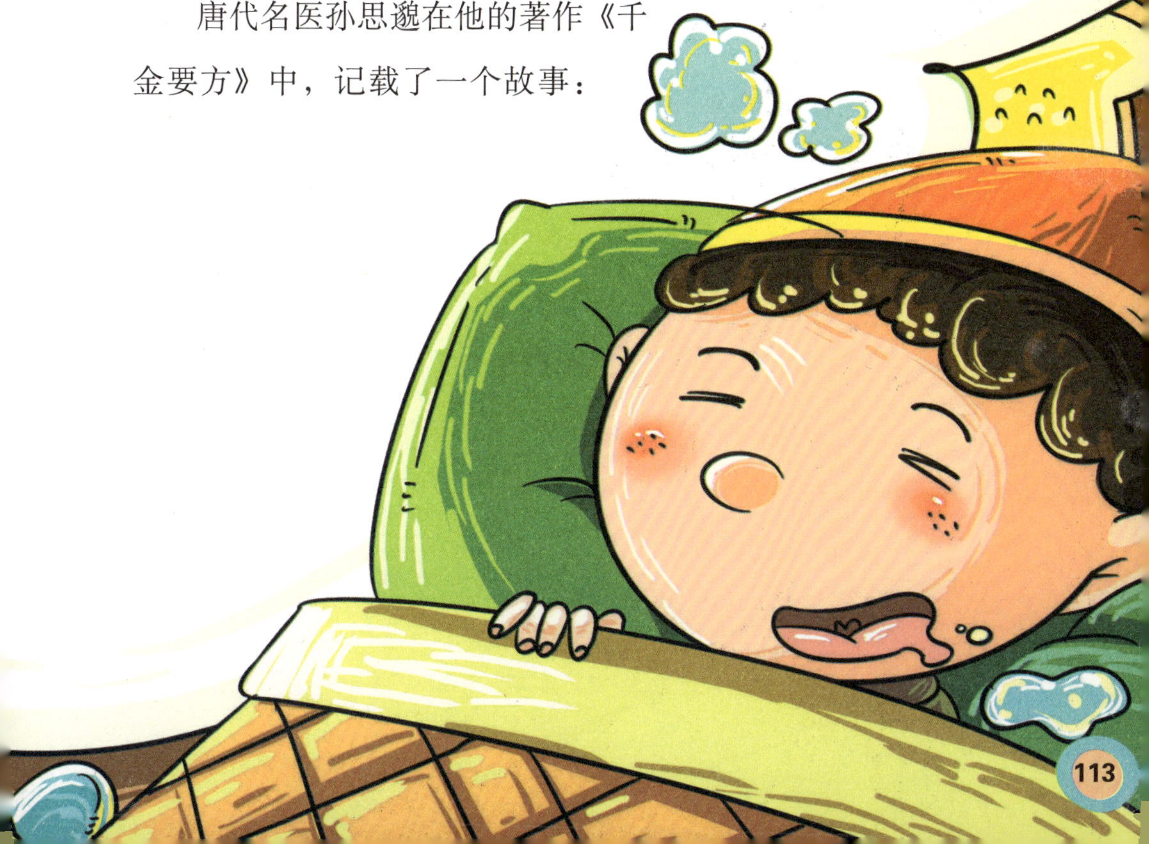

三国时期，曹操向当时的百岁老人皇甫隆请教养生长寿的方法。皇甫隆说："要想寿命管，朝朝服玉泉。"不知道曹操有没有按照皇甫隆的说法去做，但孙思邈这么做了，结果活了100多岁。

孙思邈在《养生铭》中写道："晨兴漱玉津，可祛病益寿"，这句话的意思是：每天早上醒来，用舌头搅动上下腭，刺激唾液分泌，等唾液满口后就吞下，长期坚持下去，就能维持旺盛的生命力，达到延年益寿的目的。

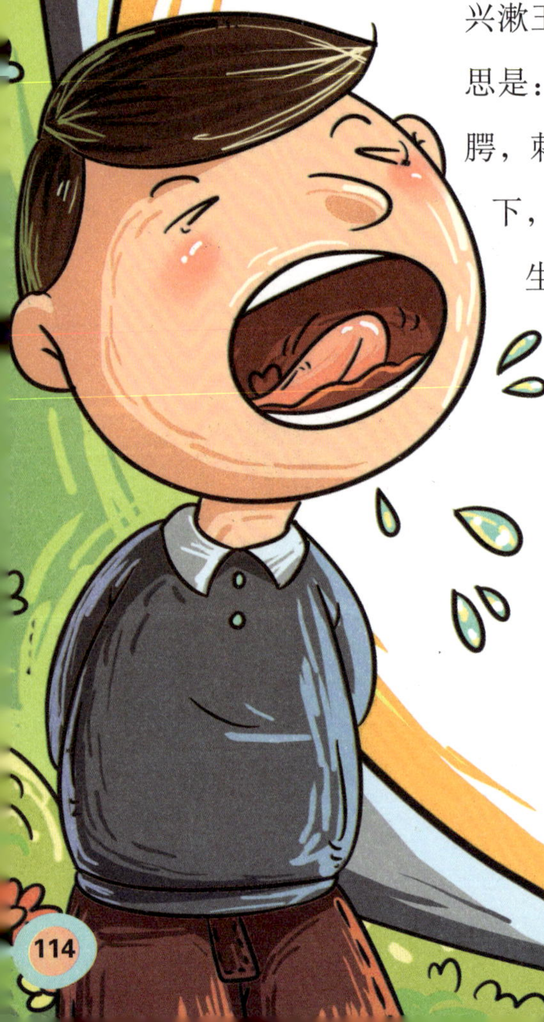

唾液为什么能具有如此神奇的作用呢？这是因为唾液中含有大约99%的水，除此之外，还含有淀粉酶、溶菌酶、黏蛋

白、球蛋白、氨基酸、乳酸胆铁、磷酸钙、钾、钙、氯等许多物质，这些都是身体健康所必需的，对人体有益。

唾液的作用有很多，它不仅可以让我们嘴里保持湿润，使食物变软，容易咽下去，还可以使口腔保持润滑柔软。当我们吃到酸、苦等刺激性食物时，唾液就会分泌增加，稀释那些食物，让我们可以比较容易地咽进去或吐出来。另外，唾液可以把嘴里的食物残渣冲洗掉，既保持了口腔的清洁卫生，又把味蕾上的食物微粒移走，使我们能不断尝到食物的味道。

唾液的神奇作用还不仅如此，它的组成部分中淀粉酶还具有消化作用，能把淀粉水解为麦芽糖，使身体容易吸收。而唾液中的溶菌酶、氯等还可以杀菌、灭菌，防止口腔、咽喉和牙龈发炎。

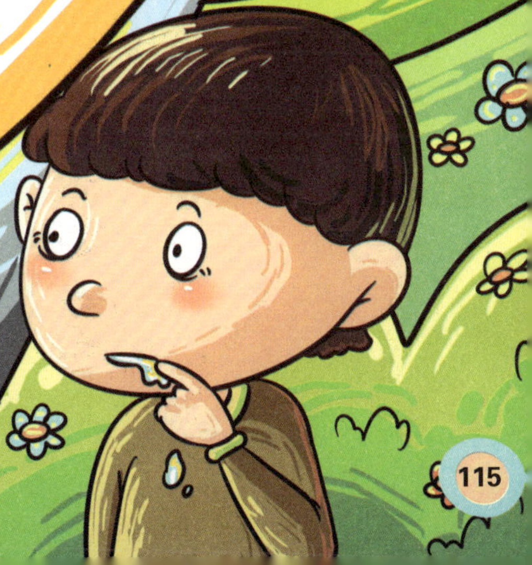

小朋友发现没有，如果你的舌尖或嘴唇被咬伤了，伤口的愈合速度往往比其他受伤的地方要快许多。这是因为唾液具有止血作用，能促进血液凝固。更神奇的是，唾液中含有一种神经生长素，能大大加快伤口的愈合速度，还能加速烧伤皮肤的愈合。所以，当你看到有些受伤

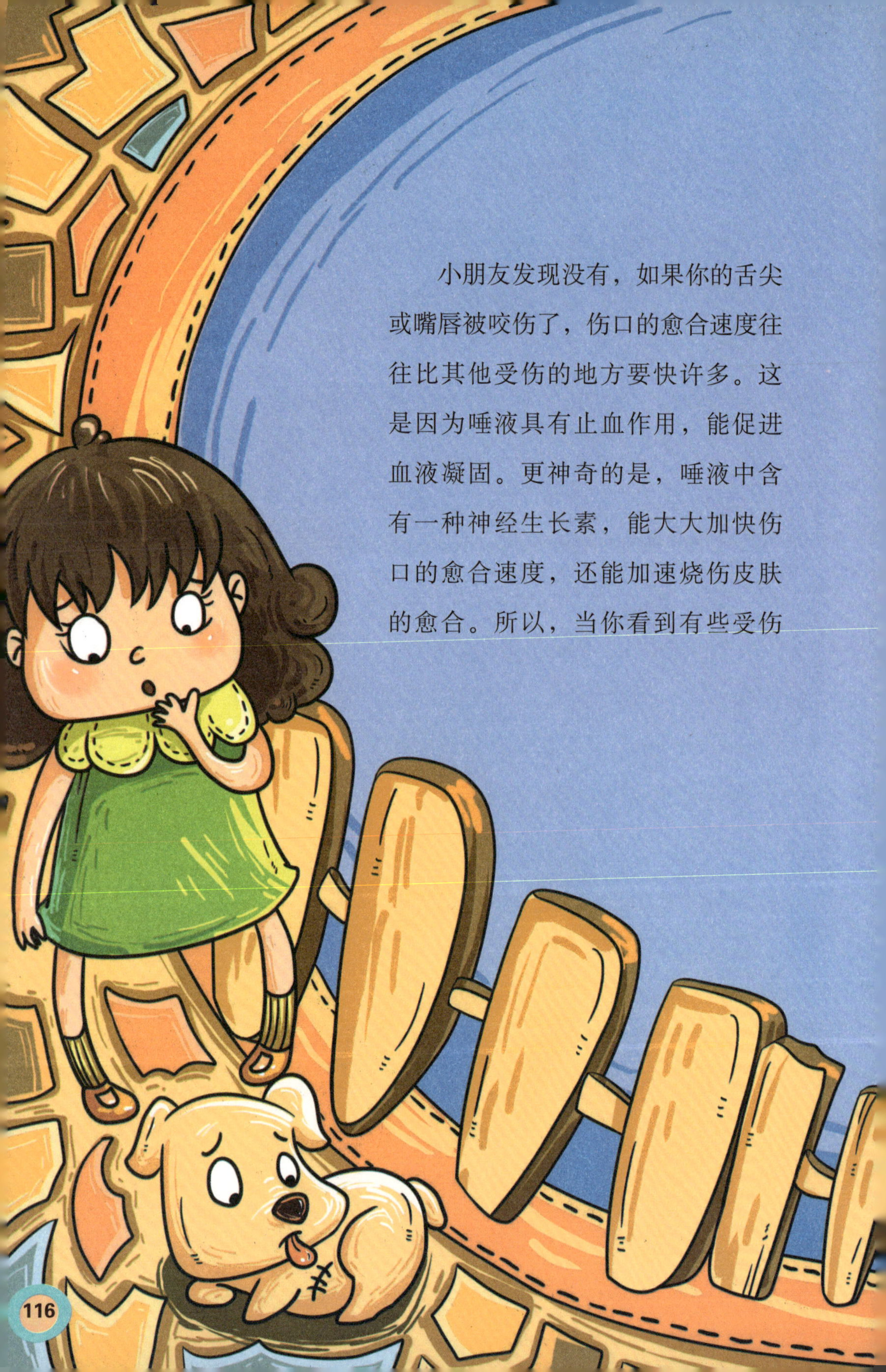

的小动物在用舌头舔伤口时，不要觉得奇怪，它们是在疗伤呢！如果你不小心擦破点儿皮肤，也可以在伤口上涂一点唾沫，既可止痛，又能疗伤。

年轻人唾液分泌比较旺盛，身体也比较健康。但年老体弱的人，唾液分泌不足，常常会觉得口干舌燥、皮肤干燥、体力不支，如果能像孙思邈那样用吞咽唾沫的方法，可以抵抗、延缓衰老，即使年老，也可以红光满面，不减青春活力。这是因为唾液中含有一种“唾液腮腺激素”，更够使人保持年轻，还能使人更聪明、牙齿坚固、肌肉富有活力。

唾液是宝贵的，不要随意浪费、丢弃呀！

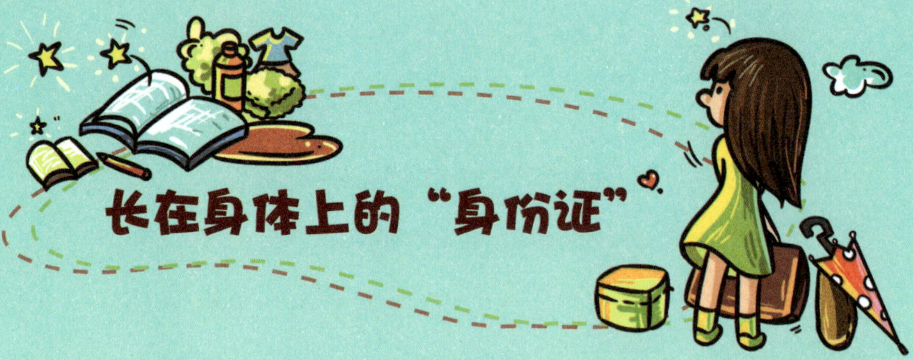

长在身体上的“身份证”

身份证可以证明一个人的身份，但我们在这里说的并不是普通的身份证，而是一种特殊的、长在我们身体上的“身份证”。普通的身份证有时还会被伪造或假冒，而这种“身份证”任何人都不能伪造或假冒，它就是指纹。

小朋友抬起手，细细观察，会看到我们手指末端指腹上皮肤并不是光滑一片的，而是有的凸起来，有的凹下去，形成

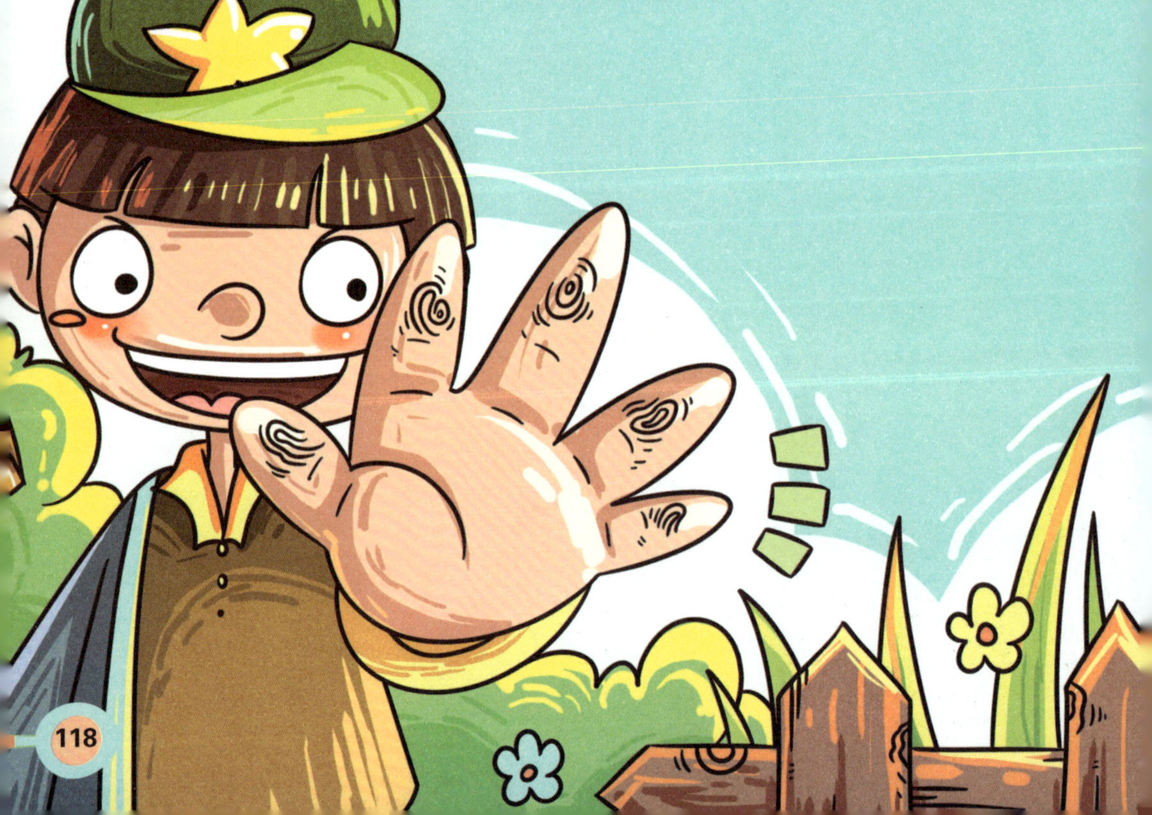

了特有的纹路，这种纹路就是指纹。

从我们出生的那一天起，就有了指纹。事实上，在胎儿长到三四个月的时候，指纹就已经开始生长了，到胎儿长到六个月左右时，指纹就形成了。我们从一个婴儿开始一天天长大，指纹也跟着放大增粗，但样子从不会改变。

指纹虽然并不突出，我们不特意去看，甚至都不会注意到它，但它的用处可不小呢！因为指腹上这些凹凸不平的条纹，增加了皮肤的摩擦力，当我们用手指去

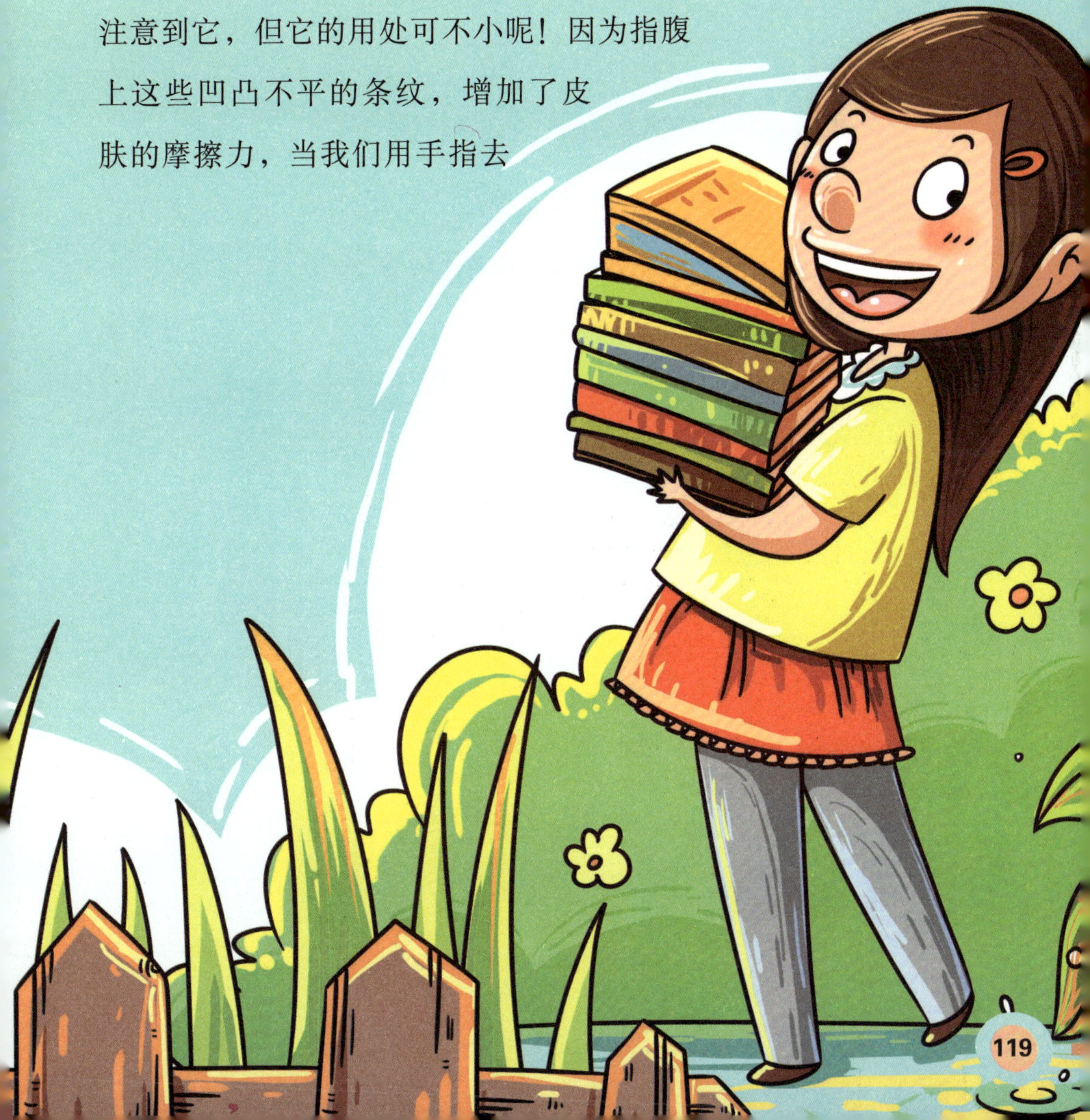

拿东西或用手去握东西时，才不容易滑掉，可以拿得起、握得住。小朋友平时用笔写字、画图，帮老师搬作业本，是那么的轻松自如，这里面都有指纹的功劳。

另外，指纹是由皮肤表层许多小颗粒的排列组成的，这些小颗粒感觉极其敏锐，只要用手指肚儿触摸物体，就能立即感觉到物体的软、硬、冷、热等信息，并把这些信息通过神经传给大脑。小朋友可曾注意到，盲人在“读”盲文时，都是用手指肚儿去触摸盲文的。

小朋友再仔细观察一下，并且与你的父母、同学等的指纹做一下比较，你会发现，指纹有一些不同的形状：有的形状是同心圆或者是螺旋纹线，好像是水中出现的漩涡一样，这是斗形纹；有的纹线一边开口，样子像一个簸箕，这是箕形纹；有的纹线像开口向下的弯弓一样，这是弓形纹。

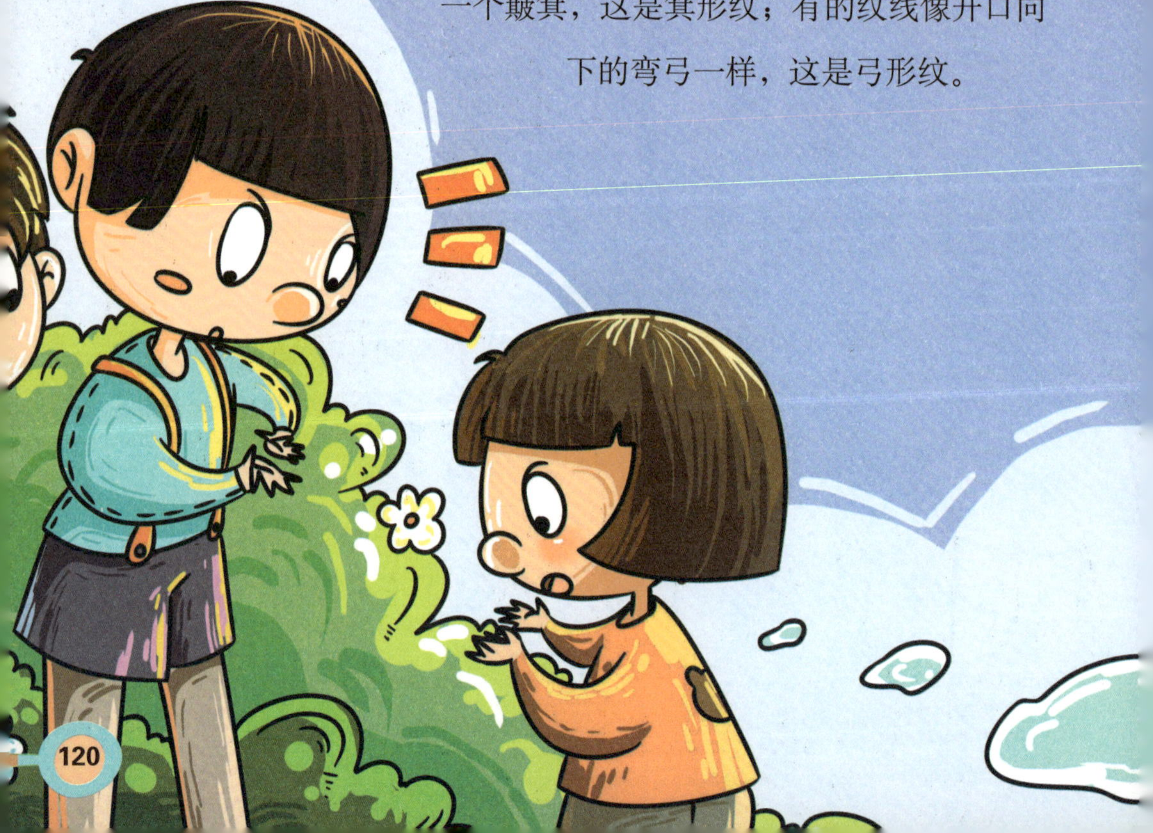

每个人的指纹除了形状不一样之外，纹线的多少和长短也都不一样。指纹人人都有，却各不相同，每个人的指纹都是独一无二的。据说，到目前为止，在全世界约70多亿人中，还没有发现两个指纹完全相同的人。从这个意义上讲，指纹比普通的身份证更能证明一个人的身份。

因为指纹的这些特征，人们很早就开始关注它。中国人最早发现每个人的指纹都不一样，远在三千多年前的西周，我们的祖先就开始把指纹当做“图章”，用来签文书、立契约了。现在，警察还利用

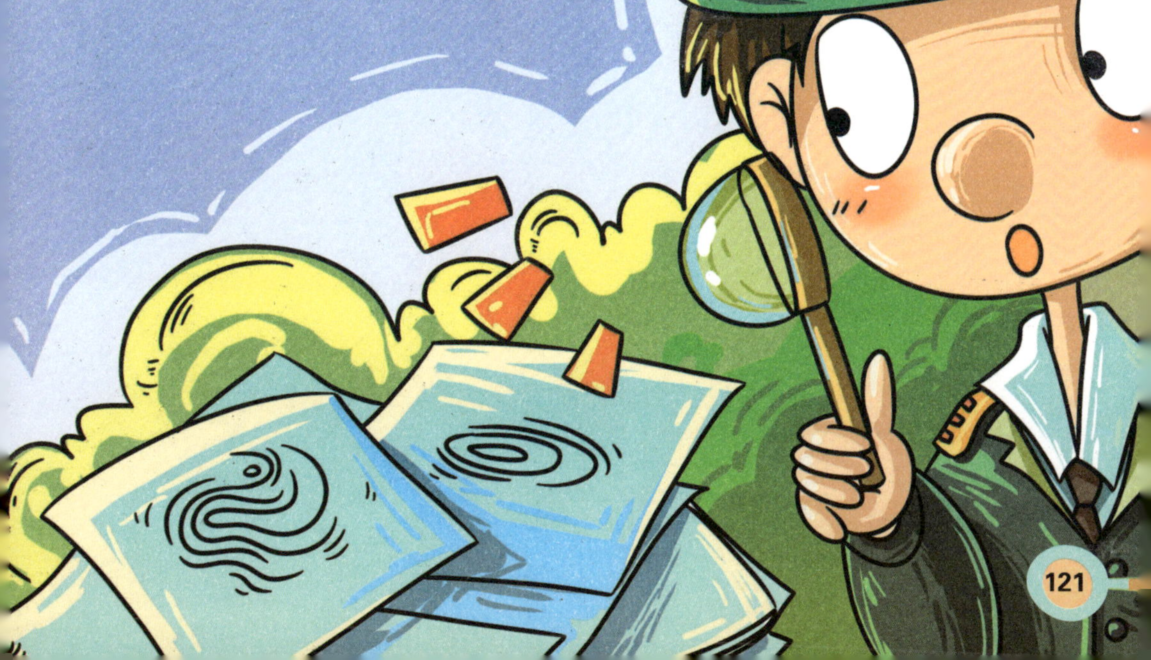

指纹来破案。

在犯案现场，警察都要搜寻罪犯遗留下的证据，其中一个非常重要的证据就是指纹。这些指纹，我们是不能直接用眼睛看见的，要借助一些特殊的工具才能让指纹显现出来。那么，这些看不见的指纹是怎么留下来的呢？

小朋友在紧张或激动时，手就会出汗，这是因为手的皮肤上有很多汗腺和皮脂腺。手指的皮肤上同样有很多汗腺和皮脂腺，它们不停地在分泌汗液、皮脂。只要用手去接触到物体，就会在物体表面留下印痕。如果人们在摸过头部或脸部之后（这些地方油脂更多），再去触摸物体，就像手指上沾了印泥一样，留下的指纹会更明显。

现在科技发达，利用指纹独一无二的特性，人们还研制出了一些高科技设备，让指纹给我们的生活带来更多便利和安全，例如指纹锁、指纹门禁、指纹考勤机等。

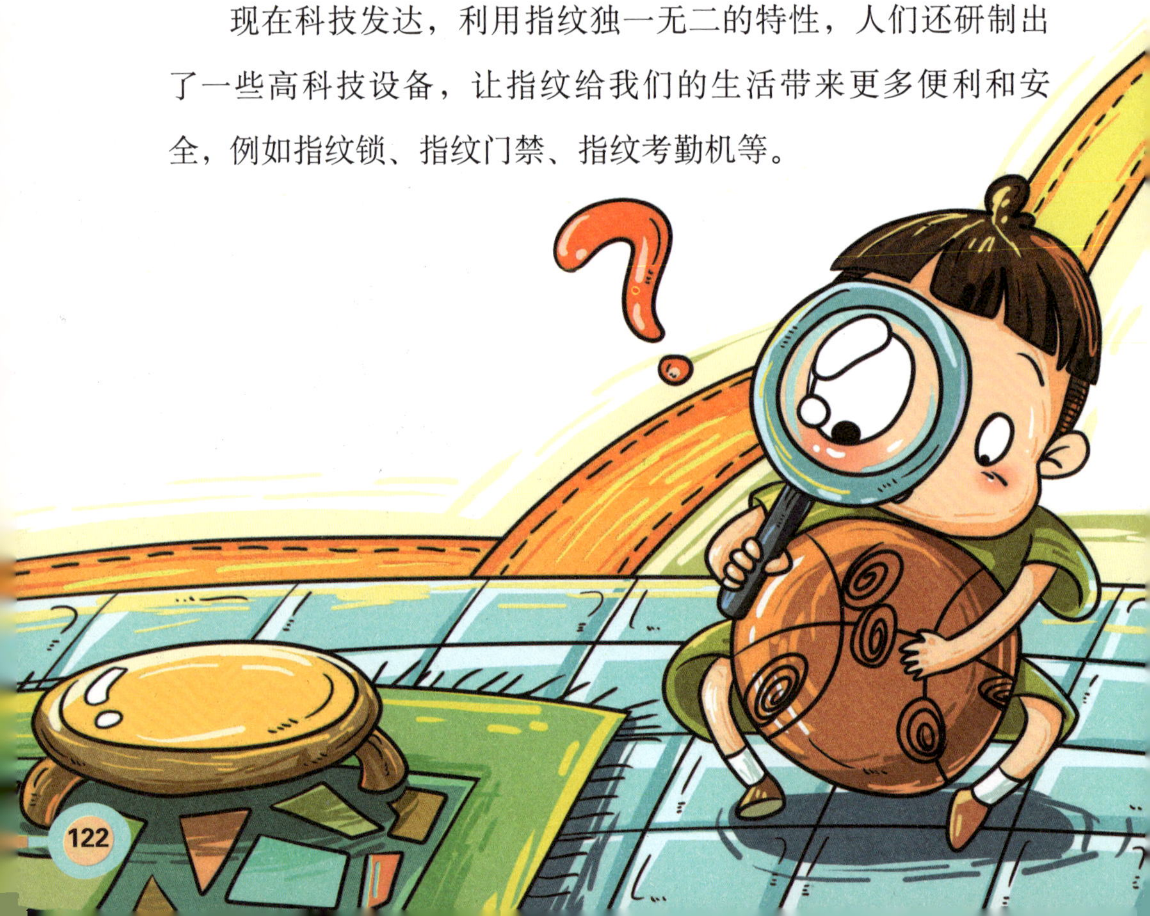

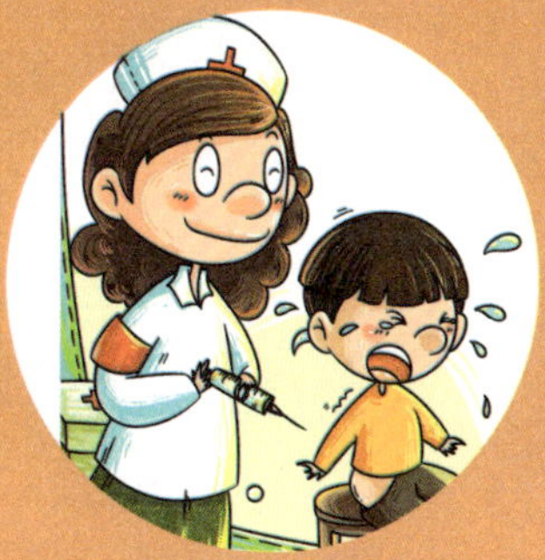

从小爱科学　小生活大世界